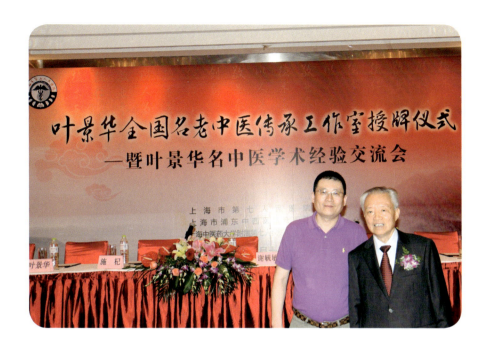

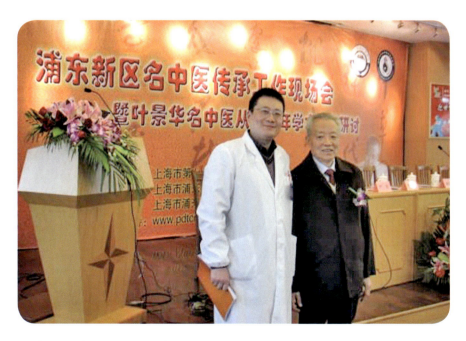

孙建明与其师全国名老中医叶景华教授

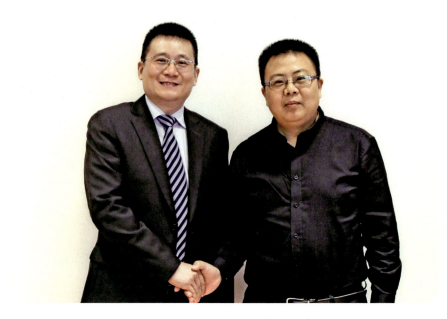

孙建明与上海浦东新区卫计委中医科教处处长郁东海

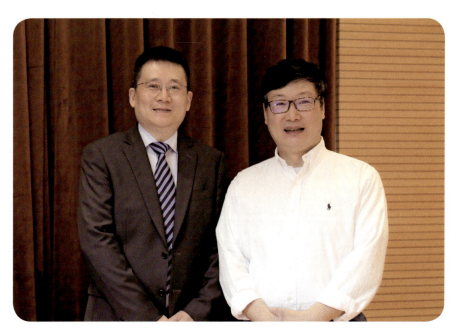

孙建明与中国民族医药学会男科分会会长戚广崇

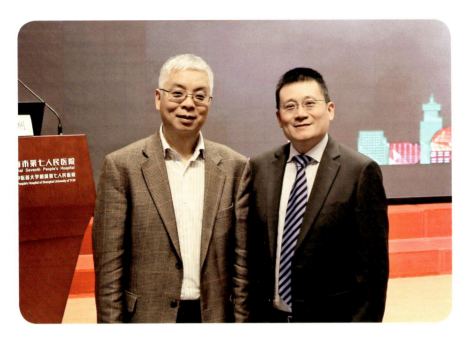

孙建明与《中国男科学杂志》编辑部主任
上海交通大学附属仁济医院泌尿外科戴继灿教授

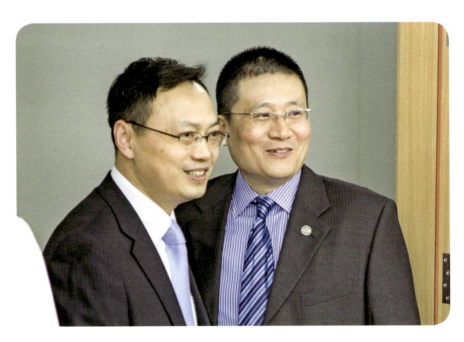

上海中医药大学附属第七人民医院泌尿外科主任宋旭教授

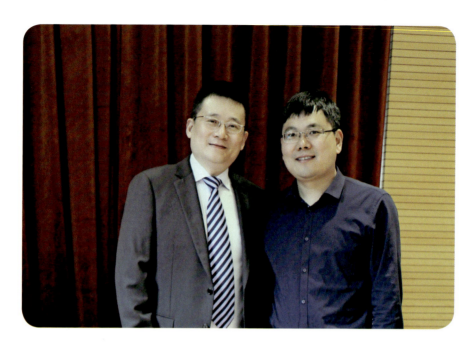

孙建明与武警江苏总队南京医院检验科主任陆金春教授

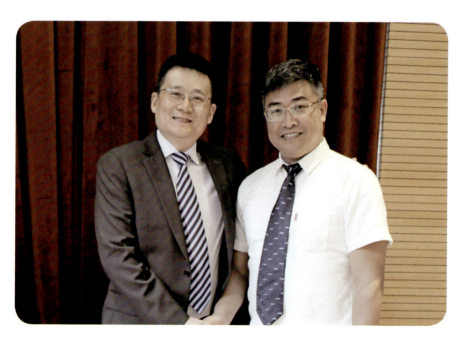

广东省中医院珠海医院男科暨不育不孕专科主任袁少英教授

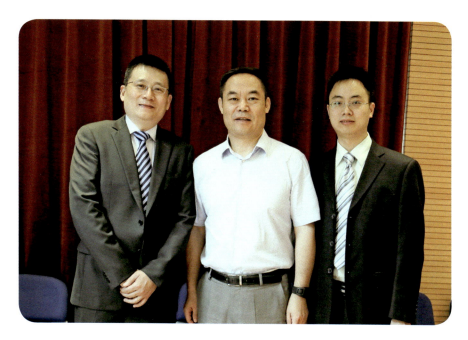

孙建明与上海中医药大学研究生院常务副院长陈跃来（中）及学生韩文均（右）

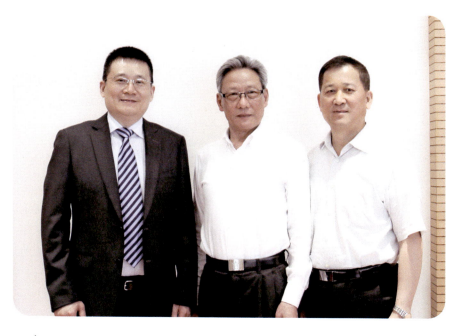

孙建明与海军 411 医院男科主任白迎堂教授（中）上海中医药大学附属曙光医院中医外科主任薛慈民教授（右）

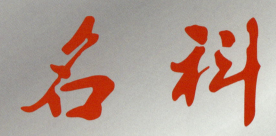

名　科

浦东新区中医药"六名"评选

浦东新区中医药协会
浦东文化传媒有限公司
二〇一一年三月

孙建明

浦东名中医工作室

浦东新区卫生和计划生育委员会
二〇一四年十二月

孙建明主任带领上海中医药大学附属第七人民医院
男性病科团队所获得的荣誉（一）

上海市第七人民医院

中医不育不孕特色专科

浦东新区卫生局
二〇〇九年十月

上海市浦东新区重点专科(不育症)

上海市浦东新区传统型中医临床示范学科

浦东新区卫生和计划生育委员会
二〇一六年十二月

孙建明主任带领上海中医药大学附属第七人民医院
男性病科团队所获得的荣誉（二）

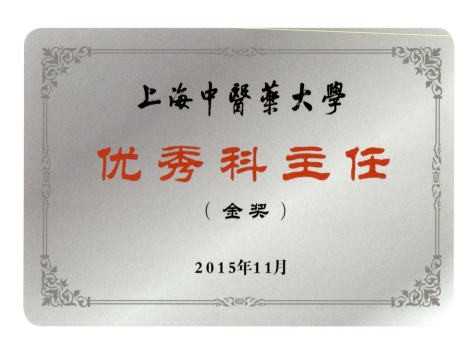

孙建明荣获上海中医药大学"优秀科主任"称号

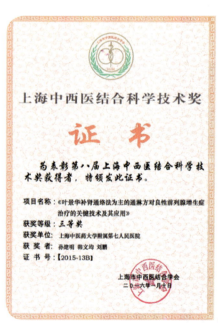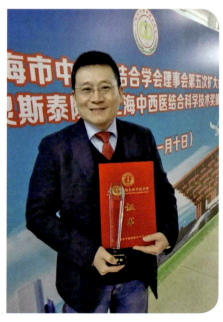

孙建明荣获上海中西医结合科学技术奖三等奖

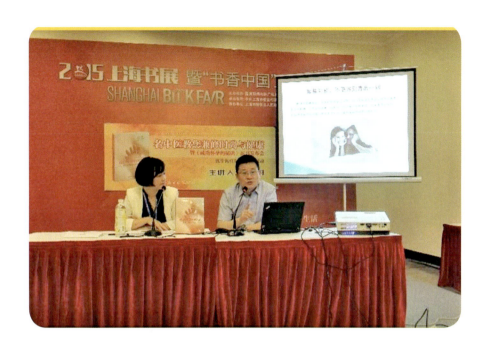

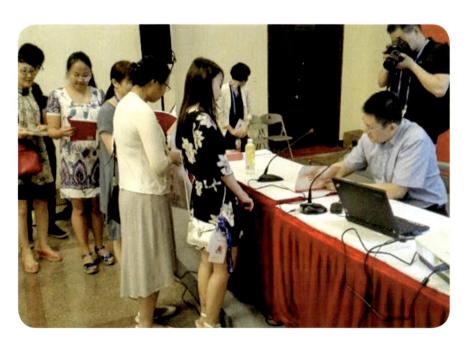

《成功怀孕的秘诀——不孕不育症的预防与治疗》由孙建明担任主译
图为孙建明在书展活动上为读者宣讲并签售新书

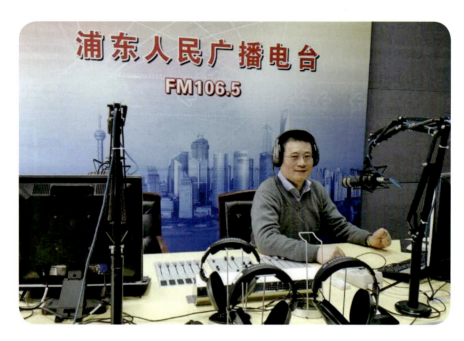

孙建明在浦东人民广播电台做节目宣传男性病知识

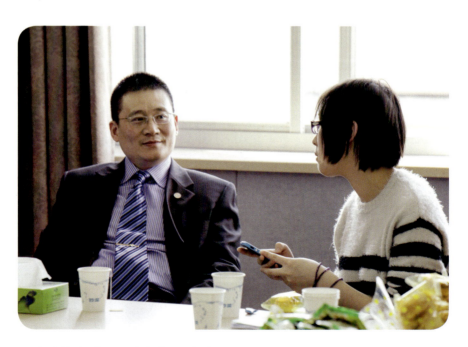

孙建明接受《新民晚报》记者采访

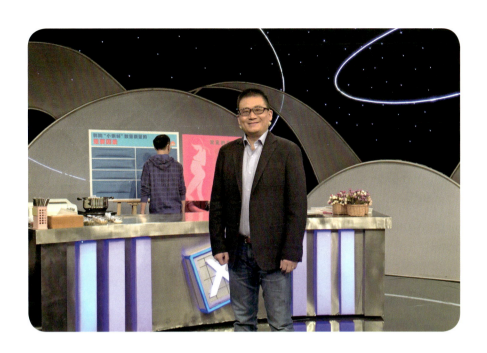

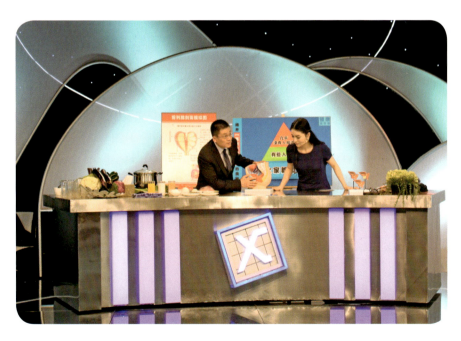

孙建明参与电视节目录制普及男性病科知识

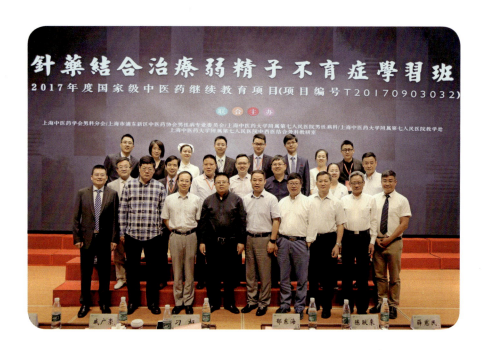

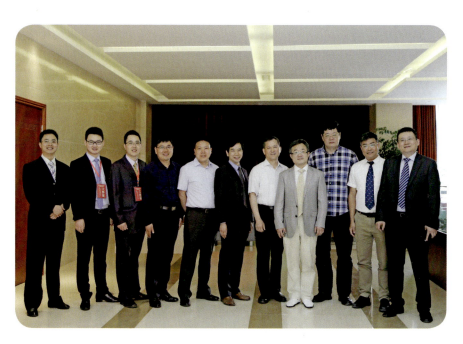

孙建明积极组织、参与男性病科学习班、研讨会

男 科
诊疗经验荟萃

主 编 孙建明

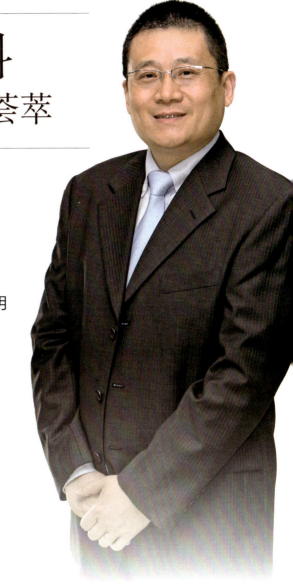

世界图书出版公司

上海·西安·北京·广州

图书在版编目（CIP）数据

男科诊疗经验荟萃 / 孙建明主编. —上海：上海
世界图书出版公司，2018.4
ISBN 978-7-5192-3523-9

Ⅰ.①男… Ⅱ.①孙… Ⅲ.①中医男科学—临床
医学—经验—中国—现代 Ⅳ.① R277.57

中国版本图书馆 CIP 数据核字（2017）第 206203 号

书　　名	男科诊疗经验荟萃
	Nanke Zhenliao Jingyan Huicui
主　　编	孙建明
责任编辑	魏丽沪
装帧设计	徐　炜
出版发行	上海世界图书出版公司
地　　址	上海市广中路 88 号 9 –10 楼
邮　　编	200083
网　　址	http://www.wpcsh.com
经　　销	新华书店
印　　刷	杭州恒力通印务有限公司
开　　本	787mm × 1092mm　1/16
印　　张	13.5
插　　页	6
字　　数	350 千字
版　　次	2018 年 4 月第 1 版　2018 年 4 月第 1 次印刷
书　　号	ISBN 978-7-5192-3523-9/R · 436
定　　价	120.00 元

孙建明简介

上海中医药大学附属第七人民医院男性病科创始人，主任医师，上海市浦东新区"名中医"，上海男科高级专家会诊中心成员，现任上海中医药大学附属第七人民医院男性病科主任。

1992年毕业于上海中医药大学。中国民族医药学会男科分会常务理事，全国中华中医药学会男科分会委员，中华中医药学会补肾活血分会委员，上海浦东新区中医药协会男性病专业委员会主任委员，上海中医药生殖学会常务理事，上海性医学专业委员会委员，上海中医药学会男科分会委员。2009年担任浦东新区中医不孕不育特色专科学科带头人，2011年担任国家中医药管理局"十二五"重点专科学科带头人，2013年担任上海市浦东新区传统型中医临床示范学科中医不育症专科学科带头人。

以第一负责人承担科研课题9项。作为第一作者正式发表SCI及国内核心期刊学术论文60余篇。主译《成功怀孕的秘诀——不孕不育的预防与治疗》一书。

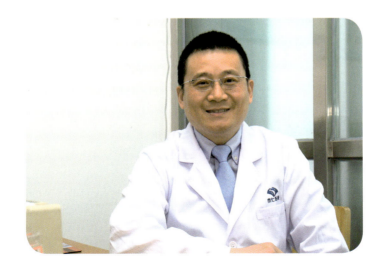

药量申明：

本书所涉及的药物用量均为在临床辨证基础上的经验用药，请勿擅自模仿使用。

编 委 会 名 单

主　编　孙建明

副主编　韩文均　梁国庆　刘　鹏

编　委　（按姓氏笔画为序）

毛剑敏　孙建明　孙　婧　刘　鹏

江宁东　何赛飞　吴铱达　陈步强

陈曹杰　张小平　武鹏涛　周晓波

金　珠　虎　力　练　锋　倪　晨

徐兆东　梁国庆　韩文均　董　哲

薛慈民

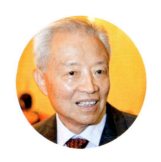

叶景华老师序

  中医药学是一个伟大的宝库，国家十分重视中医药的传承与创新，习主席对中医药工作人员提出"切实把中医这一祖先留给我们的宝贵财富继承好，发展好，利用好"。我们中医工作者应该把中医药传承创新工作努力做好。

  孙建明主任医师是全国老中医药专家学术经验继承班第四届学员，通过跟师学习，对中医药学有了进一步的认识，由此对中医工作树立起信心，增强了自强心，积极建设中医男性科，继承整理导师的学术思想和临床经验，在临床上实践，开展对难治的男性不育症、慢性前列腺炎等疾病进行研究；在诊治工作中衷中参西，发扬中医药特色，几年来取得了不少成绩，业务不断发展。他勤奋好学，有创新精神并带教青年中医。

  现将积累的学习心得体会和临床经验整理编写成《男科诊疗经验荟萃》，不私于心而公之于世，为中医药传承工作作出贡献，乐而为之序。

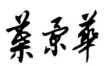

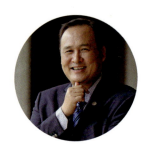

王杰宁院长序

　　中医是在古代朴素的唯物论和自发的辩证法思想指导下，通过长期医疗实践逐步形成并发展成的医学理论体系，承载着历代中国人民同疾病作斗争的经验和理论知识。而中医外科学是中医学的一个重要临床学科，内容丰富，包括男性病学。近些年来中医男科学发展迅猛，临床和科研等方面的发展也越来越广泛和深入，男科学专业发展异军突起。

　　孙建明主任一直从事中医男性病的临床和研究，并取得了骄人的成绩，积累了丰富的临床经验和科研成果，尤其是男性不育症、前列腺疾病和男性性功能障碍方向的研究。近年来，我院大力引进人才、设备，全力推进学科建设，立志做浓中医，做强西医，做实中西医结合。医院对男性病专业的发展和壮大不遗余力地给予支持和帮助，进一步提高和促进男性病学的发展。

　　本书是孙建明教授多年来的工作经验及科研成果的积累，荟萃了孙建明教授多年的宝贵经验，并对男性病的优势病种进行了相关研究。本书的出版发行，可以方便及促进同行之间的学术交流和借鉴，对男科学的发展有重要作用。

　　一部书，一份硕果，一位医者的缩影和回放。

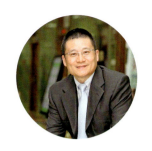

孙建明自序

　　《男科诊疗经验荟萃》一书主要汇集了我工作 20 余年间，在传统医学、中医男科学方面的学术论文文稿，以及获得的主要荣誉，另外本书中还介绍了我的浦东新区名中医工作室，以及工作室培养出来的三名优秀学生。本书主要分五部分，共计 50 篇，10 余万字，学术论文文稿在收入本书时作了少量文字订正和整理，每篇论文均注明刊出来源。

　　本书主要收录了我在临床、科研及教学方面总结的经验和获得的成果，尤其是在中医男性病方面的研究。我作为一名浦东新区名中医，成立了自己的名中医工作室，在临床上建设了三大优势病种，主要是不育症、前列腺疾病和男性性功能障碍。在全国名中医叶景华老师的指导下，将叶老治疗肾病的"益肾清利"理论用于治疗男性不育症，提出"益肾清利、活血化瘀"的治疗方法；在治疗前列腺疾病方面，提出"温肾活血"中医理念，并发明"通淋方"，在临床和科研方面取得一定的疗效和成果；在治疗男性性功能障碍方面，提出"心治、内治、外治"三治相结合的治疗方法。这些是本书的重点和核心思想内容。另外，本书中也介绍了名中医工作室培养的三名优秀学生，以及对上海中医药大学附属第七人民医院男性病科作了主要介绍。

　　本书主要囊括了我及名中医工作室的临床及科研经验，适用于中医科、男科以及从事男科领域和对中医及男科有兴趣的人员阅读。由衷感谢浦东新区卫计委、上海中医药大学附属第七人民医院和世界图书出版社为本书提供的支持和帮助，感谢刘鹏、毛剑敏、董哲、韩文均和梁国庆等同志认真收集和整理文稿。

　　我衷心希望本书的出版，能对中医及中医男科学的发展起到促进作用。由于编者水平有限及编写时间仓促，书中难免有些不足之处，敬请读者见谅。

上海中医药大学附属第七人民医院
男性病科简介

上海中医药大学附属第七人民医院男性病科成立于 20 世纪 90 年代，三级甲等中西医结合医院特色男科，在科主任孙建明主任医师带领下，以中西医结合诊疗为特色，主治前列腺疾病（前列腺炎、前列腺增生）、性功能障碍（阳痿、早泄、遗精、不射精症、异常勃起）、精索静脉曲张、不育症、男性更年期综合征、男性亚健康调理、泌尿生殖道炎症（龟头炎、精囊炎、附睾炎、血精等）、包皮手术、精索静脉曲张显微结扎术、输精管－输精管显微吻合术等男科疾病，年诊疗近 2 万人次。科室设有特需门诊、专家门诊、普通门诊、专病门诊、实验室、检查室、治疗室等。专病门诊包括生殖专病、前列腺炎专病、精索静脉曲张专病门诊。

本科是上海市重点专科（专病），浦东新区重点学科（不育症），上海中医药大学规培生带教基地，浦东新区中医药协会男性病专业委员会主任委员单位。2009 年被浦东新区卫生局评为"不育不孕特色专科"；2011 年被浦东新区中医药协会授予浦东中医药系统"名科"称号；2013 年入选"传统型临床示范学科（不育症）"。2017 年男性性功能障碍中医特色治疗入选上海市重点建设项目，2017 年中医药特色品牌（阳痿病）入选浦东新区"国家中医药发展综合改革试验区"重点建设项目。

本科人才建设："浦东新区名中医"孙建明主任医师、"上海市杏林新星"1 名、"浦东新区中医青年骨干"1 名、"七院名中医继承人"1 名、"七院启明星"1 名，"七院新星"3 名。

学科科教情况：近年来获科研课题 15 项，主要研究不育症、前列腺疾病和性功能障碍等。发表 SCI、核心期刊等学术论文 100 余篇，国家专利 7 项，上海市中西医结合科技奖三等奖 1 项。近五年举办国家级、上海市级、区级等继续教育项目 15 次。

科室配有各种先进的男科专业设备：全自动精液分析仪、全自动精浆生化仪、酶标仪、多普勒血流检查仪、数字震动感觉阈值检查仪、阴茎夜间勃起功能（NPT）监测仪、男性性功能康复治疗仪、微波治疗仪、电场热疗仪、中医定向透药治疗仪、低频脉冲电疗仪等，其中部分设备在上海市及国内均处于先进水平。

目前科室自主开展项目多项，如全自动精液分析、精浆生化项目项、精浆微量元素测定、精子形态学分析、精子 DNA 碎片检测、阴茎超声血流检测、阴茎龟头敏感神经检测、阴茎夜间涨大试验、性功能康复治疗、前列腺特殊治疗、中医定向透药治疗、电针治疗、脐疗、微波治疗、督脉灸、温针灸、中药灌肠、耳穴敷贴、中药熏洗等多种男科专业项目。另外，在不孕不育方面，科室可行多项其他特色检查：外周血染色体分析（550 带）、Y 染色体微缺失检查、抗精子抗体、封闭抗体各种不孕不育抗体等。

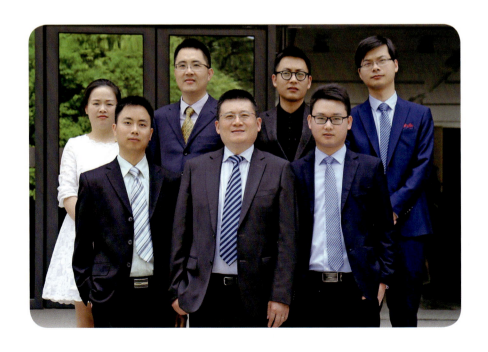

目录

第一部分　名老中医临床经验

第二部分　孙建明临床经验

第三部分　"七院之星"临床经验

名中医继承人之韩文均篇

第一部分 名老中医临床经验

经验荟萃之叶景华篇

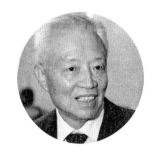

叶景华（1929～　），上海人。毕业于上海中医学院，主任医师。自幼随父学医，并从名医丁济万先生游学，得获薪传，后又进修西医，1948 年毕业于上海中医学院。曾任上海市第七人民医院中医科主任、副院长，上海中医药学会常务理事，上海中医肾病委员会主任委员，全国中医肾病专业委员会委员。1993 年被评为有贡献的专家，享受国务院特殊津贴。1995 年被上海市卫生局授予"上海市名中医"称号。1996 年被确定为上海市继承老中医药专家学术经验继承指导老师。被国家人事部、卫生部、国家中医药管理局确定为第三、第四批全国老中医药专家学术经验继承指导老师。2004 年成立名中医叶景华工作室。

叶景华是上海市名中医，从医近 50 年，师古创新，博文广见，提倡辨病与辨证相结合，唯疗效是重。学识精湛，经验丰富，积累了大量临床有效的治疗经验。

一、叶景华辨证中重用虎杖之经验

名中医叶景华辨证中重用虎杖。虎杖味苦，性平，微温。功效：祛风，利湿，破瘀，通经。主治风湿筋骨疼痛，湿热黄疸，淋浊带下，妇女经闭，产后恶露不下，癥瘕积聚，痔漏下血。《别录》记载虎杖主通利月水，破留血癥结。现代药理证实虎杖有抗菌作用，其煎液（25%）对金黄色葡萄球菌、卡他球菌、甲型或乙型链球菌、大肠杆菌、绿脓杆菌有抑制作用。叶老认为每一种疾病的发生和发展，有其基本矛盾，针对基本矛盾结合专方专药，是探索提高疗效的一种方法。疾病病情复杂，变化多端，但在病变过程中辨证无论是虚是实，大多伴有湿浊邪毒瘀阻，特别是久病重病的患者，虽然症状的轻重程度有所不同，但始终是存在的，这是病变基本矛盾的体现。用虎杖泄浊化瘀解毒，利湿祛瘀通经，祛风利水，作为诸病的专方专药，结合辨证论治方法，临床观察显示能提高疗效。现代研究认为中药虎杖的祛风，利湿，破瘀，通经功效有增强免疫功能，抗凝，降压的作用，疾病的发生发展与免疫平衡失调有关，而活血化瘀、软坚散结能扩张血管，有改善血流量、间接免疫的作用，从而提高机体抵抗力。叶老善用虎杖治疗各种内科杂病，并取得较好疗效，这也体现了辨病与辨证相结合的治疗原则。

 病例 1：糖尿病肾病

施某，男，25 岁，首诊日期：2008 年 11 月 27 日。

首诊：口渴，多饮多尿达 2～3 年加重 1 周。现病史：患者有口渴，多饮多尿史达 2～3 年，去年 3 月住院诊为"糖尿病肾病"，尿蛋白呈阳性，曾用大剂量胰岛素控制血糖，但疗效不佳，口干明显，大便干，饮食控制中，血压不稳定，血压：160/100 mmHg（21.33/13.33 kPa）。舌苔薄白腻，舌质暗红，舌下脉络青筋迂曲明显，脉弦细，面色正常，眼睑及双下肢无水肿。实验室检查指标示肌酐：90 μmmol/L，尿素氮：6.00 mmol/L，尿酸：548 μmmol/L，尿蛋白：2.7 g/24 h。治法：益气养阴，活血化瘀。

处方：黄芪 30 g，丹参 30 g，卫茅 30 g，黄芩 15 g，虎杖 30 g，金雀根 30 g，炙僵蚕 30 g，落得打 30 g，扦扦活 30 g，络石藤 30 g，草薢 30 g，枳壳 10 g，黄连 6 g，土茯苓 30 g，决明子 15 g，中药 14 帖水煎服，每天 2 次。

复诊：药后患者症情如前，无明显不适，性功能差，口不干，饥饿感明显，大便日行 1 次，小便量多，每天 3000 ml，血压：140/80 mmHg（18.66/10.66 kPa），舌苔薄，脉细数。前方加秦皮 15 g，葫芦巴 10 g，仙灵脾 30 g，鹿衔草 30 g，中药 14 帖，水煎服，日行 2 次。

三诊：患者继续治疗，血糖下降明显，空腹血糖 6.9 mmol/L，口干多饮明显缓解，大便日行 1 次，小便多，苔薄腻，脉细，血压：130/80 mmHg（17.33/10.66 kPa），尿酸 418 μmol/L，尿蛋白定量 2.1 g/24 h。中药再拟前方出入。

按：糖尿病肾病，中医认为，由于"消渴"病变日久，气阴内耗，先由阴虚，继而阴虚及阳，阴阳俱虚，肾不化气，不能固摄而精微下泄，后期又不能泄浊解毒，致湿浊瘀毒滞留为患，证属虚实夹杂。糖尿病肾病是糖尿病严重的微血管并发症和主要死亡原因。属中医"水肿""尿浊"等范畴。目前尚无理想的防治方法。叶景华主任医师提倡辨病与辨证相结合，唯疗效是重。糖尿病肾病，病证多以虚实夹杂为主，虚证主要表现为气阴内耗，阴虚及阳，阴阳皆虚，脾肾俱损，功能失司，脾不健运，不能化生精微，又不能化水湿，而转化为实证，实证除了湿证外，还包括"瘀"、"毒"，邪气益盛，正气益虚，治疗上应扶正祛邪，祛邪重点在利湿化瘀，泄浊解毒。虎杖泄浊化瘀解毒，利湿祛瘀，祛风利水。经治疗患者血糖、血压、尿蛋白逐日下降，患者满意。

 病例 2：顽固性水肿

王某，女，40 岁。首诊时间：2008 年 5 月 15 日。

首诊：双下肢浮肿伴泡沫尿一年余。现病史：患者一年前在无明显诱因下出现双下肢重度浮肿，泡沫尿明显，肾内科诊断为"膜性肾病"，予泼尼松 12 mg 治疗，一度曾有改善，后泼尼松改为 7 mg。后因不慎受寒而致外感，病情反复，浮肿又剧，大量泡沫尿，予环磷酰胺（CTX）冲击治疗，症状缓解不明显，双下肢浮肿日渐加重，尤在外感后加重明显，平时以素食为主，大便每天 3 次，质稀不成形，咽红咽干。实验室检查指标示病理膜性肾病。血压 110 / 90 mmHg（14.66 / 12 kPa），24 h 尿蛋白定量 5.73 g。身肿腰以下为甚，按之凹陷不易恢复，大便质稀不成形，神倦肢冷，舌质淡红边有齿痕，脉沉细，平时容易感冒，中医治拟温运脾阳，利水化湿。

处方：炮附子 6 g，炙桂枝 10 g，炒白术 15 g，生甘草 4 g，蛇舌草 30 g，山豆根 10 g，黄柏 10 g，虎杖 30 g，赤猪苓 15 g，徐长卿 15 g，黄芪 30 g，金雀根 30 g，炙僵蚕 15 g，卫茅 30 g，青皮 10 g，陈皮 10 g，每天 1 剂，水煎，分 2 次服。

复诊：患者药后双下肢浮肿好转不明显，自觉神疲乏力足软，小便量不多，纳食尚可，大便日行 2～3 次，咽干，咽红咽干，苔薄腻，质淡红，脉细数。治法：益气温阳健脾，化湿利尿。

处方：黄芪 30 g，白术 30 g，桂枝 10 g，熟附子 6 g，半夏 10 g，陈皮 10 g，枳壳 10 g，泽兰 10 g，金雀根 30 g，黄柏 10 g，虎杖 30 g，车前子 30 g，丹参 30 g，赤猪苓 15 g，楮实子 15 g，甘草 4 g，水煎服，日行 2 次。

三诊：药后浮肿稍有消退，小便不多，纳食尚可，大便 3 次，面色㿠白，舌质淡，苔薄腻，脉沉细，血压 105 / 70 mmHg（14 / 9.33 kPa），治以益气温阳健脾，化湿利水。

处方：熟附块 15 g，肉桂 3 g，桂枝 10 g，黄芪 30 g，白术 30 g，干姜 3 g，赤猪苓 30 g，半夏 10 g，卫茅 30 g，砂仁 3 g，虎杖 30 g，泽兰 10 g，车前子 30 g，炙僵蚕 30 g，青皮 10 g，陈皮 10 g，党参 15 g，当归 10 g，水煎服，日行 2 次。

四诊：浮肿明显消退，小便量每日 2000 ml 以上，自觉全身轻松，精神可，纳食可，大便日行 1～2 次，血压 130 / 80 mmHg（17.33 / 10.66 kPa），口干欲饮，苔薄，质淡红。治以温阳益气，滋阴益肾。

处方： 熟附块 15 g，肉桂 2 g，桂枝 10 g，炙僵蚕 10 g，干姜 3 g，补骨脂 10 g，卫茅 30 g，鹿角胶 10 g，金雀根 30 g，虎杖 30 g，白术 30 g，黄芪 30 g，党参 15 g，当归 10 g，川芎 10 g，青皮 10 g，陈皮 10 g，炙龟板 30 g，甘草 4 g，砂仁 5 g，水煎服，日行 2 次。

按： 叶老认为慢性肾炎主要由于感受风邪和湿热邪所致，而风邪在病变中起着重要作用。古人对此有一定的认识，如《素问·评热论》中有"肾风"之名。高世轼谓"病生在肾，水因风动故名肾风。"因风致病，其主要症状是水肿，因此风邪是一个不可忽视的病因。一部分病例腰部疼痛明显，持续不缓解，考虑为风邪入络，应用活血祛风之剂有一定的疗效，在慢性肾炎病程中，部分病例反复感受外邪而使浮肿增剧，尿液情况更差，亦与风邪有关。祛风药具有祛风除湿，通经络之功，部分祛风药并有利水作用。药理研究证明祛风药可能有抑制抗体或清除抗原的作用，这对慢性肾炎是完全适用的。叶老多年来将祛风药与益肾清利活血之剂配合应用，对慢性肾炎有较好疗效。故治疗慢性肾炎当先以活血为主，改善肾血流量继而达到治疗的效果，这也体现了中医"治病必求于本"的治疗原则。

二、叶景华临床应用徐长卿之经验

上海市名中医叶景华具有多年运用徐长卿的临床经验。徐长卿性温、味辛。功用主治：镇痛，止咳，利水消肿，活血解毒。治胃痛，牙痛，风湿疼痛，经期腹痛，慢性气管炎，腹水，水肿，痢疾，肠炎，跌打损伤，湿疹，荨麻疹，毒蛇咬伤。徐长卿的主要成分是丹皮酚（牡丹酚）、黄酮甙、氨基酸、糖类，并含微量生物碱。叶老在继承前人经验的基础上，对该药的应用有所发展和创新，以下总结叶老运用此药经验。

（一）祛风化湿止痛治痹症

徐长卿用于风湿痹痛、腰痛、跌打损伤疼痛、脘腹痛、牙痛等各种痛症，有较好的祛风止痛作用，广泛地用于风湿、寒凝、气滞、血瘀所致的各种痛症。近年来也用于手术后疼痛及癌肿疼痛，有一定的止痛作用。《本经》曰："徐长卿主蛊毒，疫疾，邪恶气，温疟，啼哭，悲伤，恍惚。"《生草药性备要》曰："徐长卿浸酒，除风湿。"《简易草药》曰："徐长卿治跌打损伤，筋骨疼痛。可单味应用，或随证配伍有关的药物。"叶老运用此药治疗痛风、痛风性肾病、痛风性关节炎、风湿性关节炎等，在治疗时往往配合伸筋草、豨莶草、透骨草、威灵仙等药协同治疗。

 病例：痹证

陈某，男，54 岁。首诊日期：2008 年 5 月 14 日。

主诉：左足拇趾关节结节明显肿大，双下肢轻度浮肿 5 年多，加剧 1 周。现病史：原有痛风病史多年，左足拇趾关节痛风结节明显肿大，影响关节屈伸，外院西药治疗，疗效不甚明显，4 年后继而出现泡沫尿，双下肢轻度浮肿，肾功能逐渐衰退。患者面色萎黄，左足拇趾关节肿痛，腰酸乏力，胃纳欠佳，口有秽味，夜尿频数，双下肢轻度浮肿。舌质淡红，苔薄白腻，脉弦数。体检：左足拇趾关节结节明显肿大。实验室检查：血红蛋白 76 g / L，血肌酐 250 μmmol / L，尿素氮 17.2 μmmol / L，尿酸 580 μmmol / L，血沉 100 mm / h。辨证分析：患者素体脾肾亏虚，运化湿浊功能减弱，代谢产物沉积不化，易致湿热内蕴，积聚于关节经脉，痹阻经络关节，气血不畅，骨失所养，不荣则痛。治疗原则：法当治宜健脾益肾，活血通络止痛。中医诊断为痹证，西医诊断为痛风性肾病。

自拟方：徐长卿 30 g，萆薢 30 g，党参 30 g，白术 15 g，土茯苓 30 g，生地黄 15 g，山萸肉 15 g，桃仁 15 g，红花 6 g，丹参 30 g，当归 15 g，车前草 15 g，黄精 15 g，何首乌 20 g，虎杖 30 g，制大黄 15 g。14 剂。

复诊（2008 年 6 月 1 日）：药后双下肢轻度浮肿消失，关节痛除，但结节尚未消除，上方加玉米须 30 g，黄芪 30 g，另配合小苏打、别嘌呤醇口服。

三诊：服前方 30 剂后，复查肾功能示：血肌酐 120 μmmol/L，尿素氮 10.5 μmmol/L，尿酸 430 μmmol/L；复查血常规：血红蛋白 94 g/L。仍守上方，减土茯苓，加川断 15 g，狗脊 15 g。

随访：患者坚持服药，并守中有变，辨证施治，经治疗病情基本稳定，与长期服中药有密切关系。

按：痛风性肾病从中医角度是由于多食辛热肥甘之品，或嗜酒太过，碍胃滞脾，脾失健运，不能运化水谷精微而聚湿生痰，蕴久化热，湿热蕴积，注于下焦，尿液受其煎熬，日积月累，尿中杂质结为砂石；湿热、砂石阻滞气机，血行不畅，则致瘀血内生。《诸病源候论·淋病诸候》曰："肾主水，水结则化为石，故肾客沙石。"《中藏经》曰："皆由五脏不通，六腑不和，三焦痞涩，荣卫耗失，冒热饮酒，过醉入房，竭散精神，劳伤气血。砂淋者，又如以水煮盐，火大水少，盐渐成石。"故在治疗上叶老选用徐长卿祛风化湿止痛；党参、白术、土茯苓、萆薢、车前草健脾泄浊；黄精、山萸肉、何首乌补益肾精；当归、桃仁、红花、丹参活血养血、化瘀通络；虎杖、制大黄清热利湿、活血化瘀。复诊加入黄芪、玉米须加强益气健脾利水之功，培补元气，增强机体免疫力。

（二）活血化瘀通络治肾病

叶老善治肾病，治疗中也非常注重活血化瘀通络的治疗方法。中医有"血不行则病水"之说，可见肾病与瘀血有一定关联。血瘀水阻，瘀水互结，使病情顽固。同时慢性肾病迁延日久，当有"病久留瘀"之虞，瘀血阻于肾络，营血受阻，肾气不充则封藏失司，精微外泄。瘀血也是肾病发病的病理产物，其可使肾病加重、瘀阻肾络、肾气不得畅流而外泄加重蛋白尿。在慢性肾病蛋白尿患者中，常见面色灰暗、皮肤瘀斑、肾区压痛、舌质紫暗、瘀点、脉涩，由此可见，血脉不通是导致本病发生、发展和久治不愈的重要因素，且贯穿病程的始终。因此运用活血通络之法，通过舒通全身血管调节平衡。徐长卿有活血化瘀通络之功，《贵州民间方药集》记载：徐长卿通经活血。叶老治疗肾病时经常选用此药，并配合留行子、六月雪、皂角刺、菝葜、土茯苓、制大黄、虎杖等药物协同治疗。

 病例：肾病

唐某，男，67岁。首诊日期：2008年10月16日。

主诉：腰酸神疲乏力4个月。现病史：患者因肺部感染而咳嗽、咯痰1个月，后住院用药治疗，在住院期间检查发现肾功能不全，过去无慢性肾炎病史，尿常规中尿蛋白（＋＋），红细胞（＋），血液检查血肌酐307.7 μmmol/L，尿素氮9.94 μmmol/L，尿酸420 μmmol/L。经治疗后咳嗽明显好转出院。近四月自觉腰酸神疲乏力，大小便正常，时有口干欲饮，两下肢无水肿，血压130/80 mnHg（17.33/10.66 kPa）。苔薄腻，质暗，脉缓。辨证分析：脾肾衰败，气化无能而湿热瘀浊蕴阻。治疗原则：清热解毒祛瘀活血，化湿泄浊。中医诊断为腰痛。西医为慢性肾炎氮质血症。

自拟方：土茯苓30 g，制大黄30 g，留行子30 g，皂角刺30 g，徐长卿30 g，卫茅30 g，石苇30 g，芡实30 g，陈皮10 g，黄芪30 g，黄柏10 g，白茅根30 g。14剂。

复诊：腰酸情况有好转，纳食尚可，大便每天1次，小便尚可，苔薄，质暗，脉缓。用方：前方加蒲公英30 g。14剂。

三诊（2008年11月13日）：情况如前，纳食尚可，大便每天1次，小便尚可，苔薄，质暗，脉缓。用方：前方加蛇舌草30 g，生甘草4 g。

随访：药后复查肌酐172.8 μmmol/L；尿素氮8.72 μmmol/L；尿酸385 μmmol/L，病情稳定。

按：慢性肾功能不全的临床表现相当复杂，此患者表现为腰痛症状较明显，故中医证属腰痛范畴。本病病程较长，多为本虚标实为主，叶老强调实证主要为毒、浊、瘀、湿蕴阻，治疗以解毒泄浊、化瘀利湿，叶老自拟方以土茯苓、制大黄、留行子、皂角刺、徐长卿组成。从该患者治疗情况来看，肌酐、尿素氮、尿酸均有明显下降，这在慢性肾功能不全的治疗中是非常不容易。叶老用方祛邪治疗中仍不忘扶正，方中用黄芪、芡实等药以扶助正气。

（三）解毒消肿治痒症

徐长卿有解毒消肿之功，对湿疹、风疹块、顽癣等皮肤病有治疗作用，可单用内服或煎汤外洗，亦可配伍苦参、地肤子、白鲜皮等清利湿热的药物。叶老运用此药治疗荨麻疹、湿疹、肾功能不全和尿毒症患者的皮肤瘙痒症状。

（四）其他

　　徐长卿从其药理作用分析还有以下作用：①对心血管系统的作用。徐长卿可减慢正常动物的心率。动物实验表明：徐长卿能降低犬、家兔、大鼠的血压，用不含丹皮酚的徐长卿药液仍能使麻醉动物的血压呈急速而短暂的下降，故可认为，除丹皮酚外，徐长卿尚含有其他的降压成分。②对血脂的影响。徐长卿有降低血清总胆固醇和 β - 脂蛋白的作用，并可减轻主动脉粥样硬化及小动脉脂类沉积，从而表明徐长卿对动脉粥样硬化有防治作用。③抑菌和抗炎作用。能显著抑制内毒素引起的腹腔毛细血管通透性升高。④徐长卿中的丹皮酚对 Ⅱ 型、Ⅲ 型、Ⅳ 型变态反应均有显著抑制作用，它并不显著影响特异性抗体的形成，但可选择性地抑制补体经典途径的溶血活性，亦可调节细胞免疫功能。叶老在中医治疗中尤其注重中西医结合治疗，特别对徐长卿有中医治疗的理论指导，又有西医的药理基础，在临床治疗中往往可以取得意想不到的效果。

三、叶景华应用通淋方治疗良性前列腺增生症之经验

叶景华通淋方组成：肉桂 3 g、炮山甲 10 g、地鳖虫 10 g、王不留行 30 g。临床应用辨证加减，疗效显著。

良性前列腺增生症（benign prostatic hyperplasia，BPH）是以排尿困难为临床特征的男性老年病、多发病。BPH 可引起急性尿潴留、血尿、泌尿系感染、膀胱结石、肾功能损害等并发症，长期困扰着老年患者的身心健康。目前治疗方法及药物多种多样，但其疗效难以令人满意。叶老运用温肾活血法并自创"通淋方"治疗良性前列腺增生症取得了较好的疗效。

 病例 1：癃闭

陈某，80 岁。首诊日期：2002 年 12 月 15 日。

主诉：排尿困难 5 年，近 1 个月加剧。1 个月来因尿潴留曾到本院进行导尿术治疗，而后服用非那雄胺片和盐酸比索罗辛缓释胶囊药物治疗，但症状改善不明显，小便点滴排出，尿频、尿痛，每次尿量不超过 20 ml，有时要挤压膀胱始能排出，尿常规检查无异常。肛指发现前列腺增生明显，表面光滑，质硬，中央沟消失，轻度压痛。前列腺 B 超示：腺体体积 48 mm×45 mm×38 mm，残余尿 80 ml，提示前列腺增生。舌质暗红，淡黄腻苔，脉弦。中医诊断为癃闭，西医诊断为良性前列腺增生症。证属：湿浊瘀阻，当治以活血行瘀，清利湿浊。用药以叶景华名老中医的经验方通淋方为基本方，通淋方组成：肉桂 3 g、炮穿山甲、地鳖虫各 10 g、王不留行 30 g。

处方：肉桂 3 g、炮穿山甲 10 g、地鳖虫 10 g、王不留行 30 g、冬葵子 12 g、车前子 30 g、瞿麦 12 g、石韦 15 g、藿香 6 g、葫芦茶 30 g、蒲公英 18 g。7 剂，每天 1 剂。口服煎药，每次 100 ml，每天 2 次，饭后半小时服用。

复诊（2002 年 12 月 22 日）：诉小便量增，每次约能排出 20 ml，若挤压膀胱可排出 50 ml 左右，舌暗淡，脉弦。上方去藿香、葫芦茶、蒲公英，加党参 30 g，女贞子 15 g、牛膝 12 g、滑石 30 g，甘草 5 g。7 剂，每天 1 剂。

三诊（2002 年 12 月 29 日）：小便已无点滴，亦可不用挤压膀胱，但仍有尿频、尿

痛、尿量少，上方去女贞子、瞿麦、滑石、甘草，加熟地30g、泽泻12g。此后症状逐日改善，排尿次数减少，尿量增加，原方加菟丝子、枸杞。此后症状稳定，小便通畅，长期口服通淋粉治疗3个月。复查前列腺B超示：腺体体积46 mm×46 mm×36 mm，残余尿10 ml，提示前列腺增生。虽然前列腺体积无明显变化，但症状改善明显，残余尿大大减少，患者非常满意。

 病例2：癃闭

李某，65岁。首诊日期2003年1月12日。

主诉：近3个月先感小便次数增多，夜尿8次。每次小便等待时间超过3 min。前半月因爱人出门探亲，自己忙于家务，时值隆冬，家居寒冷，先觉小便不利，过5天则点滴难出，乃就诊于当地医院，诊断良性前列腺增生症伴急性尿潴留。肌注庆大霉素，口服己烯雌酚，留置导尿管，后又加服中药治疗，具体药名不详，经治9天无效，乃转来我院治疗。患者体格魁梧，表情痛苦病容。主诉十几天来小便不通，小便急胀，大便干燥，时有呃逆或嗳气。触及下腹部胀而拒按，直肠指诊前列腺三叶均增大肿胀，以左叶较著，光滑柔韧，境界清楚，约比鸽蛋大些，微有压痛。舌红，苔厚而腻，质暗红。前列腺B超示：腺体体积41 mm×35 mm×32 mm，残余尿110 ml，提示前列腺增生。中医诊断为癃闭，西医诊断为良性前列腺增生症。证属：气血瘀阻、下焦积滞。

方用通淋粉四位主药加减：肉桂3g、王不留行30g、穿山甲10g、车前子30g、赤芍30g、瞿麦15g、川牛膝18g、焦三仙30g、生大黄（后下）、玄明粉（分冲）、乌药各10g、皂角刺12g、甘草梢3g。7剂，每天1剂。口服煎药，每次100 ml，每天2次，饭后半小时服用。

复诊：大便通畅，尿流稍感不适。患者已将导尿管拔除，呃逆嗳气亦见减少，其余无何不适。依前方去大黄、玄明粉，皂角刺改用8g，加旋复花10g（布包）、代赭石20g（先煎）、公丁香8g（后下）、柿蒂10g。2剂。

三诊：小便症状不明显，患者拒绝中药煎剂，改用通淋粉口服，随访中患者病情稳定。半年后前列腺B超示：腺体体积44 mm×36 mm×30 mm，残余尿15 ml。

按：前列腺增生症中医证属癃闭范畴，是以小便量少，点滴而出，甚则闭塞不通为表现的一种疾患。根据大量临床病例分析，肾阳虚和瘀血是前列腺增生症发病的主要原因。通过检测血液流变学指标发现健康人与前列腺增生患者有比较显著的差异，叶老认为瘀血是前列腺增生的病理变化之一。其中医病因病机复杂多端，病程较长，久病致瘀致痰，故活血化瘀是治疗前列腺增生症的主要原则。现代药理证明，活血化瘀药物能明显改变血液流变性，降低血黏度，加快血液循环，改善局部的充血水肿，可能具有使腺体软化和缩小的作用。《景岳全书》曰："或以败精，或以槁血，阻塞水道也。"缘由痰、浊、败精、瘀血内停，阻塞膀胱，经络痹阻，气化不利，水道不畅而成癃闭。肾阳肾气虚衰，不能摧动气血的运行，致前列腺阴血瘀结而增生。温肾活血法的中药基本方由肉桂、炮山甲、地鳖虫、留行子四味中药为主方而组成，方中肉桂温补肾阳，行气利水，有助于膀胱气化功能的恢复。《素问·灵兰秘典论》曰："膀胱者，州都之官，津液藏焉，气化所能出矣。"同时膀胱的气化有赖于肾阳的作用，肾为水脏，膀胱为水腑，肾与膀胱在生理上共同完成泌尿功能，而肉桂温补肾阳，可达此目的，在著名方剂滋肾通关丸中用肉桂亦为此意。穿山甲、地鳖虫归肝经，炮山甲性善走窜，无微不至，能行瘀滞、消症积、利九窍。《医学衷中参西录》曰："穿山甲，味淡性平，气腥而窜，其走窜之性，无微不至，故能宣通脏腑，贯彻经络，透达关窍，凡血凝血聚为病，皆能开之……至症瘕积聚，疼痛麻痹，二便闭塞诸证，用药治不效者，皆可加山甲引导。"地鳖虫味咸性寒，擅破血逐瘀，消症散结。《本草经疏》记载该药"咸寒能入血软坚……"王不留行苦、平、功效行血清热解毒，行而不住，善行血脉，消肿散结。《外台秘要》曰："本品治诸淋，对于膀胱血瘀而致小便涩痛不利，用此药均可利尿通淋。"综观全方，具有温通小便、软坚散结、活血化瘀之功效。从临床病例和实验室数据均证实，叶景华名老中医的通淋方在治疗前列腺增生症中有一定的疗效，为中医中药治疗前列腺增生症开创了疗效和剂型的先河。

四、叶景华运用滋肾通关丸治疗泌尿系统疾病之经验

在临床诊疗过程中叶老对一些中药方剂使用较多，其中滋肾通关丸尤其重要，且疗效显著，以下简述叶老使用此方的心得。

滋肾通关丸又名通关丸、滋肾丸、通关滋肾丸，来源于《兰室秘藏》卷下。药物组成：黄柏，知母，肉桂。主治：热在下焦血分，口不渴而小便闭。肾虚蒸热，脚膝无力，阴痿阴汗，冲脉上冲而喘，及下焦邪热。《医方集解》解方："肾中有水有火，水不足则火独治，故虚热；肝肾虚而湿热壅于下焦，故脚膝无力，阴痿阴汗；冲脉起于三阴之交，直冲而上至胸，水不制火，故气逆上而喘，便秘不渴。治当壮水以制阳光。黄柏苦寒微辛，泻膀胱相火，补肾水不足，入肾经血分；知母辛苦寒滑，上清肺金而降火，下润肾燥而滋阴，入肾经气分，故二药每相须而行，为补水之良剂；肉桂辛热，假之反佐，为少阴引经，寒因热用也。"《难经》关格论曰："关则不得小便。"口不渴而小便不通，乃下焦肾与膀胱阴分受热，闭塞其流，即《内经》中"无阴则阳无以化也"的描述。治以黄柏泻膀胱之热，知母清金水之源，一燥一润，相须为用；佐以肉桂，寒因热用，伏其所主而先其所因，则郁热从小便而出，而关开矣。

 病例 1：尿道综合征

李某，女，45 岁。首诊日期：2003 年 10 月 16 日。

主诉：5 年前患者无明显原因出现尿频、尿急、尿痛之症，服三金片、环丙沙星等药物好转而停药。后因感冒，前述症状复发，继服前药无效，症状逐渐加重，小便不畅，时有烧灼疼痛，并牵扯小腹拘急疼痛，自觉尿道口似有物堵塞，整日坐立不安，严重影响工作和生活。曾在市中心多家医院数次就诊治疗，先后用抗生素口服、静注，并于外阴擦雌性激素、环丙沙星等软膏仍无效，多次实验室检查尿常规均提示正常，中尿段，培养阴性。遂至叶老特需门诊治疗。患者小腹以及会阴部坠胀疼痛，腰部酸痛乏力，舌质红，脉弦细而稍数。辨证为肾阳衰微，下元虚寒，湿热痰瘀，阻塞水道。治以调补肾中阴阳并清热利湿。方用滋肾通关丸加味。

处方：知母 15 g，黄柏 15 g，肉桂 3 g，山萸肉 15 g，山药 15 g，茯苓 15 g，丹皮

15 g，泽泻 15 g，三棱 15 g，莪术 15 g，桃仁 15 g，瞿麦 20 g，萹蓄 20 g，橘核 15 g，荔枝核 15 g，台乌药 15 g，小茴香 15 g。水煎，每天 1 剂，早晚温服，服药 14 剂。

复诊： 尿频、尿急、尿痛症状明显缓解，但仍不甚通畅，腰酸痛，小腹及会阴胀痛大减，精神增，大便正常。嘱继服此方，再服 14 剂。

三诊： 排尿基本通畅，但仍有尿频、尿等待、尿线细、尿分叉现象，偶尔觉小腹会阴部坠胀，大便每天 1 次，排出顺利。连续 10 次复诊，以上方加减化裁，共服药 80 余剂，诸症消除，小便恢复正常，随访 1 年，无复发。

按： 尿道综合征出现尿频、尿急、尿痛之症，但小便常规及中段尿培养均正常。往往疾病时间较长，久病致虚，肾虚气化失常，脾虚中气下陷，故不可一味运用清化理气之品，而应在补气益肾健脾的基础上祛邪外出，这也是叶老"益肾清利"理论的宗旨。

 病例 2： 前列腺增生合并尿路感染

丁某，男，81 岁。首诊日期：2001 年 5 月 27 日。

主诉： 患者有良性前列腺增生症病史 30 余年，近 2 个月以来排尿无力，点滴而下，尿液澄清，神疲气虚，倦怠无力，腰膝酸软，小腹胀痛隐隐，大便 5 日不行，尿常规白细胞 20～30 / HP（高倍视野）。西医诊为前列腺增生合并尿路感染。终日导尿，痛苦不堪，曾静滴多种抗生素，口服宁泌泰胶囊、三金胶囊之类 20 余种药物治疗，无明显疗效。至叶老特需门诊诊治，苔白质淡红，脉滑细数。辨证为肾阳不足，痰瘀阻塞水道之癃闭。治以滋阴补肾、清热利湿。方用滋肾通关丸加八正散：黄柏 15 g，知母 15 g，肉桂 3 g，熟地 25 g，山萸肉 15 g，山药 15 g，茯苓 15 g，丹皮 15 g，泽泻 15 g，瞿麦 20 g，萹蓄 20 g，车前子 20 g，石苇 15 g，甘草 4 g。水煎，每天 1 剂，早晚温服，服药 14 剂。

复诊： 小便可以自行排出，但仍不甚通畅，腰酸痛，小腹及会阴胀痛大减，大便两天 1 次，排出不爽，尿常规白细胞 10～15 / HP。嘱继服此方加生大黄 10 g，再服 14 剂。

三诊： 尿常规恢复正常，排尿基本通畅，但仍有尿频、尿等待、尿线细、尿分叉现象，偶尔觉小腹会阴部坠胀，大便每天 1 次，排出顺利。连续 10 次复诊，以上方加减化裁，共服药 80 余剂，诸症消除，前列腺检查质地变软，小便恢复正常，随访 1 年，无复发。

按： 中医认为，肺为气之主，主肃降，为水之上源；肾为气之根，主摄纳，主司二便；膀胱者，州都之官，津液藏焉，气化则能出矣；膀胱与肾互为表里。因肺肾气虚，致膀胱气化不足，故小便点滴、不畅或不通而成癃闭。滋肾通关丸中，知母滋肾润燥，黄柏降火清热，肉桂复膀胱气化。尿路感染大多加用八正散治疗，叶老在诊疗过程中尤其注意辨证和辨病相结合。

 病例 3：慢性前列腺炎

陈某，男，36 岁。首诊日期：2002 年 6 月 25 日。

主诉：述有慢性前列腺炎病史 8 年余，时有发作。已婚 3 年，西医诊为慢性前列腺炎，曾多方治疗无明显效果。至叶老特需门诊诊治，刻下尿道涩痛，每于尿后和大便后有少许白色分泌物流出，小腹部、会阴部以及睾丸冷痛坠胀，腰膝酸软，倦怠乏力，头晕耳鸣，性欲减退，夜寐多梦，梦遗早泄，畏寒肢冷，虽时值初夏仍穿毛衣，得温则诸症有所减轻，舌苔白，脉沉而无力。前列腺液常规检查，白细胞 60～70/HP，卵磷脂小体少量。辨证为肾阳不足，膀胱湿热，久病必瘀。治以温阳利湿，清热化瘀解毒。方用滋肾通关丸和附子败酱散加减：黄柏 15 g，知母 15 g，肉桂 3 g，附子 10 g，薏苡仁 30 g，败酱草 30 g，蒲公英 30 g，竹叶 15 g，瞿麦 15 g，熟地 20 g，山萸肉 15 g，山药 15 g，川楝子 15 g，橘核 15 g，芡实 15 g，金樱子 20 g，甘草 5 g。水煎，每天 1剂，早晚温服，服药 14 剂。

复诊：尿道症状明显减轻，小腹会阴部不适大减，夜寐改善，畏寒明显减轻，梦遗早泄有所好转，前列腺液检查，白细胞 10～15/HP，卵磷脂小体（＋）。先后复诊 7次，共服药 60 余剂，前列腺液检查恢复正常，无明显不适。

按：慢性前列腺炎归属"精浊""白浊""淋浊"等范畴，其病程机制主要是湿热蕴结、瘀血阻滞于下焦，长期迁延不愈，导致肝肾亏虚，形成虚实夹杂的难治性病证。叶老强调治疗中辨清虚实是治疗有效的关键。

 病例 4：尿路感染

陈某，女性，35 岁，首诊日期：2006 年 9 月 14 日。

主诉：反复尿频、尿急、尿痛病史 5 年多，经常于劳累后发作，曾大量长期口服抗生素治疗，每次开始口服有一定疗效，但病程长后即无效。近 1 周来因劳累，且月经刚结束后又出现小便不畅，尿频、尿急、尿痛，小腹时有胀痛不适，大便不通畅，3天 1 行。查尿常规示：镜下白细胞 80～100/HP，尿培养大肠杆菌 10 万以上。舌红，苔黄腻，脉濡数。叶老仔细查看患者，证属淋证，辨证为湿热蕴结下焦，治以清热利湿通淋，药用滋肾通关丸合尿感方（叶景华经验方）加减：黄柏15 g，知母15 g，肉桂3 g，凤尾草30 g，鸭跖草30 g，四季青30 g，蛇舌草30 g，萹蓄30 g，瞿麦30 g，土茯苓30 g，细柴胡6 g，枳壳10 g，乌药10 g，地丁草30 g，生大黄后10 g，生甘草4 g。服药14帖。

复诊： 尿频尿急症状明显好转，尿色转清，大便通畅，但主诉下腹胀仍作，时有胃脘不适，腰酸膝软。舌淡红，苔薄白，脉细。尿常规中白细胞镜下10～15/HP。患者湿热渐去，伤及中气，脾肾两亏，肾失固涩，前方去生大黄，加用益肾药物：桑寄生30 g，鹿衔草30 g，枸杞子10 g，陈皮10 g。服药14帖。

三诊： 腰酸膝软明显好转，腹胀症状消失，尿常规检查正常。再口服尿感合剂巩固治疗，随访中无不适。

按： 尿路感染属中医淋症范畴，《金匮要略》有"淋之为病，小便如粟状，小便弦急痛引脐中"的描述。尿路感染临床表现为尿频、尿急、尿痛，甚或有发热及腰痛。叶老认为湿热是淋症的主要病因之一，患者或进食辛辣肥甘或嗜酒酿热，使湿热下注膀胱。亦有秽浊侵袭膀胱，发为热淋等，膀胱湿热为尿路感染主要病机之一。反复运用抗生素治疗使病情迁延不愈，增加治疗的难度。

五、叶景华治疗慢性肾功能衰竭之经验

（一）分清标本，急缓分治

叶老认为诊治慢性肾衰需分清标本缓急，由于本病病程长，病情复杂，寒热兼见，表里同病，虚实夹杂，辨证宜分清标本，急则治标，缓则治本。在临床上标本有两种情况，一是脾肾两亏，气血阴阳俱虚为本，湿浊毒瘀蕴阻为标；一是肾衰病变为本，有受外邪或其他因素为标，辨证论治需分清标本缓急轻重，治疗才能确定方案，取得疗效。

 病例：慢性肾炎

李某，男，38 岁，首诊时间 1996 年 5 月 22 日。

主诉：鼻塞咽痛 2 周、面部眼睑浮肿 5 天住院治疗。体检：血压 152/98 mmHg，面部眼睑浮肿，下肢不肿。实验室检查：双肾 B 超示：双肾符合慢性肾炎表现。血红蛋白 105 g，血肌酐 266 μmol/L，尿素氮 8.4 mmol/L，24 小时尿蛋白定量 5.7 g，尿红细胞 5～8 个/高倍镜视野。舌苔腻微黄，脉弦细。诊断为慢性肾炎、肾功能不全氮质血症。中医辨证为肝肾阴亏，湿浊瘀毒蕴阻，近又感受外邪，先以治标为主，治以辛凉清解，银翘散加减。

处方：金银花 30 g、连翘 15 g、桑叶 15 g、甘菊花 10 g、大力子 10 g、射干 10 g、前胡 10 g、桔梗 6 g、白花蛇舌草 30 g、蒲公英 30 g、制大黄 10 g、土茯苓 30 g、留行子 30 g、徐长卿 30 g。

复诊（1996 年 6 月 7 日）：服药 2 周后，咽痛咳嗽除，但大小便少、纳呆，舌苔腻，复查肌酐上升至 344.6 μmol/L，尿素氮 7.8 mmol/L。治法为益肾化瘀，解毒泄浊利湿。

处方：鹿衔草 30 g、金雀根 30 g、生大黄 10 g 后下、土茯苓 30 g、留行子 30 g、徐长卿 30 g、桑寄生 30 g、猫爪草 30 g、黄芩 10 g、甘草 5 g，另用生大黄 10 g，生牡蛎 60 g，煎汤保留灌肠。并以肾衰膏敷脐或肾衰酊擦腰部肾区（用丁香、肉桂、生大黄、水蛭、留行子、红花、研末用蜜调敷脐孔，每天 1 次，或用上药制成酊剂，擦两侧肾区，每日 2 次），治疗 2 周。

三诊（1996 年 6 月 21 日）：大便通畅，小便增多，舌苔腻渐化，纳增，复查血肌酐降至 220 μmol/L，尿素氮 7.6 mmol/L，再以前方随症加减又服两周，情况好转出院门诊治疗。

按：慢性肾功能衰竭患者在病程中往往存在各种加重因素，如感受外邪，饮食不当等促使病变迅速发展，本病例情况就是由于感受外邪而肌酐明显上升，按急则治标，先按辨证给予辛凉清解，祛除外邪，而后改进益肾化瘀，解毒泄浊利湿之剂，使病情逐渐好转。

（二）虚实兼顾，重点突出

中医辨证慢性肾功能衰竭大多属虚实夹杂病症。由于每个患者病情轻重不同，正虚与邪实的程度各有不同，有的以正虚为主，邪实为次，有的以邪实为主，正虚为次。每个病例在病变过程中各个阶段正虚与邪实的程度并不一样，同一个患者有时以正虚为主，邪实为次；有时以邪实为主，正虚为次。一般情况下，慢性肾功能衰竭病例在病变进展阶段或感受外邪时多表现邪实为主；在病情比较稳定阶段多表现正虚为主，尽管每个病例虚实情况有不同，但治疗时应注意虚实兼顾，按正虚和邪实的不同情况，补虚与祛邪的侧重点有所不同。

 病例：痛风性肾病

王某，男性，75 岁，首诊日期：1998 年 3 月 12 日。

主诉：患者有痛风病史 40 多年，半年前因尿毒症而住院治疗，病情好转后出院，近 1 周来纳呆恶心，口苦腻腹胀满，大便秘结，小便短赤，头晕乏力，血压 180/92 mmHg，精神萎软，面色少华，四肢有痛风结节，活动不利。舌质黯淡，苔黄腻，脉弦。实验室检查：血肌酐 742 μmol/L，尿素氮 46 mmol/L，血红蛋白 87 g，尿蛋白（+），诊断为痛风性肾病、尿毒症。中医辨证：痹症日久，肝肾亏损，气血亏虚，痰瘀阻滞经络，湿浊热毒蕴阻脏腑，目前以邪实为主，先以清热解毒，通腑泄浊。

自拟方：生大黄 10 g、枳实 10 g、厚朴 10 g、黄连 6 g、土茯苓 30 g、制半夏 10 g、陈皮 10 g、茅术 10 g、徐长卿 30 g、留行子 30 g、白茅根 30 g、甘草 5 g，并以生大黄 10 g、蒲公英 30 g、六月雪 30 g、生牡蛎 30 g 煎汤灌肠。

复诊（1998 年 3 月 19 日）：治疗后，大便解量多，腹胀减，小便量增多，病情好转，恶心除，纳增多，复查血肌酐降至 605 μmol/L，尿素氮 36.4 mmol/L，继续以前法治疗。

三诊（1998 年 3 月 28 日）：病情进一步好转，腹中适，纳可，大小便通畅，舌苔黄腻，脉弦。血压渐趋平稳至 150/90 mmHg（20/12 kPa），转为以扶正治疗为主，前方加益气养血之品，用方：黄芪 30 g、当归 10 g、太子参 30 g、黄连 3 g、生大黄 10 g、土茯苓 30 g、徐长卿 30 g、陈皮 10 g、厚朴 10 g、枳实 10 g、制苍术 10 g、留行子 30 g、甘草 5 g。治疗后再复查血肌酐降至 452 μmol/L，尿素氮 17.2 mmol/L，尿酸 440 μmol/L，保留灌肠，后方以清化为主，佐以扶正。出院后门诊随访。

按：患者初期是病变在进展期，临床表现一派实证，故治疗以祛邪为主，邪势稍挫后佐以扶正，取得了较好的效果，使症状好转，血肌酐下降。

（三）辨证论治，专方专药

每一种疾病的发生和发展，有其基本矛盾，针对基本矛盾结合专方专药，是探索提高疗效的一个方面，慢性肾功能衰竭病情复杂，变化多端，但在病变过程中辨证无非是脾肾气虚、肝肾阴虚、阴阳两虚。其湿浊瘀毒蕴阻，虽然程度轻重有所不同，但皆是始终存在的。这是病变基本矛盾的一方面，叶老善用大黄以泄浊化瘀解毒，土茯苓以解毒利湿，留行子以祛瘀通络，作为治疗本病的专方专药，同时结合辨证论治处方。叶老曾在临床观察慢性肾功能衰竭 97 例。治疗组 51 例，显效 51 例，有效 13 例，稳定 22 例，无效 11 例；对照组 16 例，有效 9 例，稳定 7 例，无效 9 例。经统计学分析 $P<0.05$，两组有极显著差异。说明结合专方与专药疗效有所提高。近十年来继续在临床上观察，辨证论治与专方专药结合是提高疗效的一种方法。

（四）微观指标，中医辨证

诊治本病需参考微观指标。微观指标有血肌酐、尿素氮、尿酸、血脂等，可作为诊断的依据，并在治疗过程中，在症状变化不明显的情况下，作为观察疗效的依据。部分慢性肾功能衰竭患者发病隐匿，进展缓慢，在早期无自觉症状，舌苔脉象无明显变化。不少患者是体检时发现肾功能异常来就医。若仅有宏观辨证而不注意微观指标变化，疗效往往不理想。叶老多年来临床体会认为，宏观辨证和微观辨证相结合，可以早期诊断，特别是临床症状体征不明显的情况下，临床上观察到有些患者经中医药治疗后，症状有所改善，但微观指标未见好转。因此，在中医辨证的前提下也应注重各种微观指标，这样可使早期疾病得到及时治疗和用药。

（五）积极治疗，调摄情志

根据多年来的临床观察，中医药对一部分慢性肾功能衰竭早期，即代偿期和失代偿期的病例能取得一定的疗效，对尿毒症的患者则不易取得疗效，但对一小部分患者亦可取得一些疗效，如改善症状，延缓肾功能衰竭的进展。因此慢性肾功能衰竭是难治之病，且病程长，病情复杂，患者心理状态也比较复杂，在长期临床诊治工作中要注意以下几种情况。①患者能否正确对待自己的疾病，如能积极治疗，遵照医嘱，生活规律，不过度劳累，注意饮食宜忌，防止感受外邪，耐心长期服药，这类患者多数能延缓肾功能衰竭的进展，在临床上有疗效的病例，多数是这种心态平和的患者。②患者和家属心情十分焦虑，到各地去求医，奔波劳累，弄得精疲力竭，因而易感受外邪，且未能系统治疗，杂药乱投，不注意饮食宜忌，使病情不断进展。③患者对自己的疾病不重视，抱无所谓的态度，不了解该病的严重性，不注意保养，饮食不节，不坚持系统治疗，导致病情迅速发展。

针对以上各种情况，医生要做好解释工作，对该病如何治疗，如何自我保养，使患者能正确对待疾病，树立与疾病作长期斗争的信心，医患合作共同努力来战胜病魔。

六、叶景华治疗尿路感染之药组总结

尿路感染简称尿感，可分为有症状尿感和无症状尿感，根据尿感发生的部位，分为上尿路感染（肾盂肾炎）和下尿路感染（膀胱炎、尿道炎）。肾盂肾炎又分为急性和慢性，临床表现为尿频、尿急、尿痛、白细胞尿或见镜检血尿和肉眼血尿，小便不适。膀胱炎一般无全身症状，临床可有腹胀、低热、白细胞不高。尿感属于中医"淋证"范畴，该证主要由湿热之邪侵入肾与膀胱所致，肾与膀胱相表里，并且可由表及里，由膀胱入侵至肾，另一种情况是病邪由肾下传至膀胱，膀胱为湿热之邪蕴阻，气化失司，水道不利，以至小便频数，淋漓涩痛，腰为肾之府，湿热之邪阻遏气血，运行不畅，不通则痛，邪正相搏而寒热作。上海名中医叶景华主任治疗尿感药组临床疗效明显，特别是对症状运用不同的药组特色明显。

（一）药组：蛇舌草、萹蓄、凤尾草

1. 蛇舌草

味微苦、甘，性寒，归胃、大肠、小肠经。功效：清热解毒，利湿通淋。应用：用于热淋涩痛。本品甘寒，有清热利湿通淋之效，常与半支莲、车前草、石苇等通用。现代药理学研究证明，白花蛇舌草能增强机体的免疫力，抑制肿瘤细胞的生长，对绿脓杆菌、金黄色葡萄球菌、肺炎球菌、痢疾杆菌等致病菌有抑制作用，实乃"清热解毒"之良药。本品体外试验抗菌作用不显著，但体内能刺激网状内皮系统增生，促进抗体形成，使网状细胞、白细胞的吞噬能力增强，而达到抗菌消炎的目的。

2. 萹蓄

味苦，性微寒，归膀胱经。利尿通淋，杀虫止痒。用于湿热淋证。能清下焦湿热，利尿通淋，故对小便短赤、淋漓涩痛之症，单用有效，亦可与车前子、木通、滑石等同用，如八正散。治血淋则加白茅根、瞿麦、石苇等药。现代药理学研究证明，本品含萹蓄貳等，有显著利尿作用，能增强尿中钠的排出，连续给药也不会产生耐药性，用量需大，过小则无利尿作用，并有缓下作用。另外，对葡萄球菌、福氏痢疾杆菌、绿脓杆菌等均有抑制作用。

3. 凤尾草

味淡、微苦，性凉，归肝、肾、大肠经。清热利湿，凉血解毒。治湿热淋浊、尿血。

三药配伍多用于急性膀胱炎、尿血、血尿。作用：清热解毒，利水通淋。

（二）药组：黄柏、土茯苓、生地榆

1. 黄柏

味苦，性寒，归肾、膀胱、大肠经。功效：清热燥湿，泻火解毒，退热除蒸。应用：用于热淋。本品苦寒沉降，清热燥湿，长于清泻下焦湿热，用治膀胱湿热，小便灼热，淋漓涩痛，常配车前子、滑石、木通等清热利尿通淋之品。现代药理学研究证明，黄柏有抗菌作用。黄柏水提取物对临床分离的多重耐药的致肾盂肾炎大肠杆菌（UPEC）菌株 132 和 136 亦呈耐药作用，但血凝实验表明其对该菌的黏附特性有抑制作用，可能作为黄柏用于治疗尿路感染的机制。黄柏对幽门螺旋杆菌的抑制作用不亚于氨苄西林；对痤疮丙酸杆菌脂酶的活性也有抑制作用，还显示抗数种厌氧菌活性如脆弱杆菌、产黑色素类杆菌、多型类杆菌和消化链球菌等。本品含多种生物碱，其抗菌谱和抗菌效力和黄连相似，对痢疾杆菌、伤寒杆菌、结核杆菌、金黄色葡萄球菌、溶血性链球菌等多种致病细菌均有抑制作用，对血小板有保护作用，外用可促使皮下渗血的吸收。

2. 土茯苓

味甘、淡，性平，归肝、胃经。解毒除湿，通利关节。用于淋浊。本品甘淡，解毒利湿，用治热淋，常与木通、萹蓄、蒲公英、车前子同用。现代药理学研究证明，土茯苓有抗菌作用：土茯苓水煎液对金黄色葡萄球菌、福氏痢疾杆菌、白喉杆菌、炭疽杆菌有极强的抑菌活性和很高的抑菌率。对大肠杆菌、溶血链球菌、绿脓杆菌、鼠伤寒沙门菌的抑菌活性稍弱。对脑缺氧及记忆障碍的影响：土茯苓苷可对抗三种化学品所致小鼠记忆过程损伤，并且缩短氰化钾所致小鼠昏睡时间，延长给予亚硝酸钠小鼠的生存时间。

3. 生地榆

味苦、酸，性微寒，归肝、胃、大肠经。功效：凉血止血，解毒敛疮。用于各种热性出血证，本品性寒味苦而酸，有凉血泻热，收敛止血之功，尤宜下焦血热所致的出血。现代药理学研究证明，本品可缩短凝血时间，并能收缩血管，故有止血作用，体外抑菌试验对金黄色葡萄球菌、绿脓杆菌等及某些致病真菌均有作用。

三药相合用于急性膀胱炎，同时伴尿血、血尿。作用：清热解毒，利湿凉血，其中土茯苓清热解毒明显，生地榆用于凉血止血解毒。

（三）药组：急性子、留行子、冬葵子

1. 急性子

味微苦、辛，性温，归肝、脾经。有活血通络，软坚消积之功。

2. 留行子

味苦，性平，归肝、胃经。活血通经，下乳，消痈，利尿通淋。用于热淋、血淋、石淋等证，本品有利尿通淋作用，常配石苇、瞿麦等相须而用。《外台秘要》曰："本品治诸淋，对于膀胱血瘀而致小便涩痛不利，用此药均可利尿通淋。"

3. 冬葵子

味甘，性寒，归大肠、小肠、膀胱经。利水通淋，下乳润肠。用于水肿、淋证，本品甘寒滑利通窍，有利尿通淋之功。治血淋、妊娠子淋，以一味冬葵子煎服，若用于水肿胀满、小便不利，淋漓涩痛，则常与茯苓、萹蓄、海金沙同用。

三药配合用于排尿困难，淋漓不爽，治以活血化瘀，利水通淋。

（四）药组：黄柏、知母、肉桂

1. 黄柏

见药组2，不再赘述。

2. 知母

味苦、甘，性寒，归肺、胃、肾经。清热泻火，滋阴润燥。本品"下则润肾燥而滋阴，上则清肺金而泻火"能滋阴降火，常与黄柏同用，以加强滋阴降火之效。现代药理学研究证明知母有抗炎作用，临床上用动物模型证实知母多糖（TPA）对多种致炎剂引起的急性毛细血管通透性增高、炎性渗出增加及组织水肿均有明显的抑制作用，对慢性肉芽肿增生有显著抑制作用。研究认为，TPA 可增强肾上腺功能，减少促肾上皮质激素（ACTH）分泌、释放，并抑制前列腺素 E（PGE）的合成或释放。本品根茎含多种甾体皂甙，并含多量的黏液质，动物实验证明有明显的利尿作用，煎剂对痢疾杆菌等多种致病菌均有不同程度的抑制作用。

3. 肉桂

味辛、甘，性热，归脾、肾、心、肝经。补火助阳，散寒止痛，温经通脉。用于肾阳不足，气化不利之小便频数，或与黄柏、知母相配治热结膀胱之尿闭。肉桂温补肾阳，行气利水，有助于膀胱气化功能的恢复，《素问·灵兰秘典论》曰："膀胱者，州都之官，津液藏焉，气化则能出矣。"同时膀胱的气化有赖于肾阳的作用，肾为水

脏，膀胱为水腑，肾与膀胱在生理上共同完成泌尿功能，而肉桂温补肾阳，可达此目的，在著名方剂滋肾通关丸中肉桂亦为此意。现代药理学研究证明桂皮油对革兰阳性及阴性菌有抑制作用，桂皮的乙醚、乙醇及水浸出液对多种致病性真菌有一定的抑制作用。

三药协同达到治疗湿热蕴阻下焦，小便淋漓不畅，膀胱气化不利。

（四）药组：川牛膝、冬葵子、车前子

1. 川牛膝

味苦、甘、酸，性平，归肝、肾经。活血通经，补肝肾，强筋骨，利水通淋，引火下行。用于淋证，水肿，小便不利等。本品性善下行，能利水通淋，治热淋、血淋、砂淋等配冬葵子、瞿麦、滑石等。牛膝既补又善行，又能利尿通淋，活血化瘀，《医学衷中参西录》曰："善治淋疼，通利小便，此皆其力善下行之效也"；现代药理学研究证明川牛膝提取物有利尿作用。

2. 冬葵子

味甘，性寒，归大肠、小肠、膀胱经。利水通淋，下乳润肠。用于水肿、淋证，本品甘寒滑利通窍，有利尿通淋之功。治血淋、妊娠子淋，以一味冬葵子煎服，若用于水肿胀满、小便不利，淋漓涩痛，则常与茯苓、萹蓄、海金沙同用。

3. 车前子

味甘，性寒，归肾、肝、肺经。利尿通淋，渗湿止泻，清肝明目，清肺化痰。用于小便淋涩，本品甘而滑利，寒凉清热，有利尿通淋之功，对湿热下注于膀胱而致小便淋漓涩痛者尤为适宜，常与木通、滑石、萹蓄等清热利湿药同用，如八正散。现代药理学研究证明车前草可增加人、兔、犬的尿量，并增加尿酸、尿素及 NaCl 的排出。车前草水提醇沉液能明显增加麻醉犬尿量，并可使输尿管蠕动频率、输尿管腔内蠕动性压力增高，以上因素共同作用而起排石作用。车前草乙醇提取物还可抑制 Na^+ － K^+ －ATP酶的活性，且呈剂量依赖性。车前子含多种黏液质、琥珀酸、车前烯醇、腺嘌呤、胆碱、车前子碱、脂肪油、维生素 A 和维生素 B 等，有显著利尿作用，对各种杆菌和葡萄球菌均有抑制作用。三药合用用于膀胱刺激症状，小便淋漓不畅，其病理机制为湿热瘀阻下焦。

（六）药组：乌药、延胡索、香附

1. 乌药

味辛，性温，归肺、脾、肾、膀胱经。行气止痛，温肾散寒。用于尿频、遗尿。

本品有温肾散寒、缩尿止遗之功，治肾阳不足、膀胱虚冷之小便频数、小儿遗尿，常与益智仁、山药等同用。

2. 延胡索

味辛、苦，性温，归肝、脾、心经。活血、行气、止痛。用于气血瘀滞诸痛证，"能行血中气滞，气中血滞，故专治一身上下诸痛"。现代药理学研究证明本品块茎中分离出多种生物碱，有镇痛作用，效价为阿片的 1/10。

3. 香附

味辛、微苦、微甘，性平，归肝、脾、三焦经。疏肝理气，调经止痛。用于气滞胁痛，腹痛，本品辛能通行、苦能疏泄、微甘缓急，为疏肝解郁、行气止痛之要药。

三药合用用于尿路感染，尿道综合征，小便痛而不畅，小腹作胀，与肝经有关。

（七）药组：琥珀、生三七、血余炭

1. 琥珀

味甘，性平，归心、肝、膀胱经。镇惊安神，活血散瘀，利尿通淋。用于淋证、癃闭，本品可利尿通淋，故用治淋证尿频、尿痛及癃闭小便不利之证，又因琥珀可散瘀止血，所以尤宜于血淋，用葱白煎汤冲服琥珀，可治砂石诸淋，本品配伍金钱草、海金沙、木通等利尿通淋之品，用治石淋或热淋。

2. 生三七

味甘、微苦，性温，归肝、胃经。化瘀活血，活血定痛。用于各种内外出血证，尤以有瘀者为宜，本品有止血不留瘀，化瘀不伤正之特点，为血证良药，单味内服可奏效，以治尿血之证，配花蕊石、血余炭同用，增加疗效。现代药理学研究证明本品含三七皂甙、黄酮甙、槲皮素等止血活性成分，有止血作用，能缩短家兔凝血时间。

3. 血余炭

味苦、涩，性平，归肝、胃、膀胱经。收敛止血，化瘀利尿。用于出血诸证：尿血、淋血等，本品收敛止血，又能散瘀，无留瘀之患，治下部之崩漏下血，小便不通，则本品有化瘀利尿之功，常与滑石同用。现代药理学研究证明本品含碳素，胱氨酸及脂类，及多种微量元素，能缩短出凝血时间及血浆复钙时间。

三药同用治疗尿路感染中的血尿和尿血。叶老指出：治尿血勿忘化瘀利小便，肾与膀胱为水液代谢的主要器官，也是尿液生成和排泄的器官，因病变而尿血，不能用止涩之剂，致瘀血滞留影响尿液的生成和排泄而出现癃闭重症，因此治疗尿血应以化瘀止血利小便，琥珀、生三七、血余炭三味药的功用能达到上述的要求，是较好的组合。

七、叶景华中医辨证治疗前列腺增生症之经验

良性前列腺增生症是以排尿困难为临床特征的男性老年病、多发病。前列腺增生症可引起急性尿潴留、血尿、泌尿系感染、膀胱结石、肾功能损害等并发症，长期困扰着老年患者的身心健康。随着生活节奏不断加快，患者有呈年轻化发展趋势。近年来，中医药在治疗良性前列腺增生症方面形成了自己独特的理论认识，叶景华在治疗前列腺增生症方面积累了丰富的经验，设立补肾活血化瘀为主的通淋粉治疗前列腺增生症可缓解排尿困难、尿频、尿急等症状。

（一）病因阐发

《素问·灵兰秘典论篇》曰："膀胱者，州都之官，津液藏焉，气化则能出矣。"小便的通畅，有赖于膀胱的气化，因此，本病的病位在膀胱。《素问·经脉别论篇》又曰："饮入于胃，游溢精气，上输于脾，脾气散精，上归于肺，通调水道，下输膀胱，水精四布，五经并行。"水液的吸收、运行、排泄，还有赖于三焦的气化和肺脾肾的通调、转输、蒸化，故癃闭的病位还与三焦、肺脾肾密切相关。上焦之气不化，当责之于肺，肺失其职，则不能通调水道，下输膀胱；中焦之气不化，当责之于脾，脾气虚弱，则不能升清降浊；下焦之气不化，当责之于肾，肾阳亏虚，气不化水，肾阴不足，水府枯竭，均可导致癃闭。肝郁气滞，使三焦气化不利，也会发生癃闭。此外，各种原因引起的尿路阻塞，均可引起癃闭。基本病机可归纳为三焦气化不利，或尿路阻塞，导致肾和膀胱气化失司。

（二）现代研究

现代研究表明，补肾法能调节或增强机体的免疫功能，提高下丘脑－垂体－肾上腺皮质轴、性腺轴的功能，纠正内分泌紊乱状态。通过检测血液流变学指标发现健康人与前列腺增生患者比较有显著差异，叶老强调瘀血是前列腺增生的病理变化之一，现代药理证明，活血化瘀法能改善血流动力学异常，抑制炎症渗出及结缔组织增生，明显改变血液流变性、降低血浆黏度、加快血液循环、改善局部的充血水肿，从而可能具有使腺体软化和缩小的作用。

（三）辨证诊治

前列腺增生症中医证属癃闭范畴，治疗应根据"六腑以通为用"的原则，着眼于通，即通利小便，《景岳全书》曰："或以败精，或以槁血，阻塞水道也。"叶老认为肾虚和瘀血是癃闭的主要原因，故治拟补肾活血化瘀，达到标本兼治的原则。现代药理证明，活血化瘀药物能明显改变血液流变性，降低血浆黏度，加快血液循环，改善局部的充血水肿，可能具有使腺体软化和缩小的作用。设立补肾活血化瘀为主的通淋粉为基本方作辨病治疗，再根据症状辨证随证加减。通淋粉组成：肉桂 3 g、炮山甲 10 g、地鳖虫 10 g、留行子 30 g。研细末，吞服，每次 2 g，每天 3 次。本方以通利小便为主，配合以下辨证用药。

（四）随症加减

（1）肾阴虚：溺后余滴，夜尿频数，腰酸，乏力，口干，舌红少苔，脉细数。治以滋益肾阴：生地黄 10 g，天冬 10 g，知母 10 g，怀牛膝 10 g，熟萸肉 10 g，茯苓 15 g，牡丹皮 10 g，泽泻 10 g。

（2）肾阳虚：畏寒肢冷，小便清，频数淋漓，舌淡苔薄，脉细。治以温补肾阳：熟附块 6 g，补骨脂 10 g，巴戟肉 10 g，淫羊藿 30 g，菟丝子 30 g，茯苓 15 g，熟萸肉 10 g。

（3）脾虚中气不足：小便频数不畅，溺后余滴，小腹作胀，动则气短，神疲乏力，纳呆，便溏，劳累后易发，舌苔薄，脉濡细。治以补中益气：党参 15 g，白术 10 g，黄芪 30 g，枳壳 10 g，升麻 6 g，细柴胡 6 g，茯苓 15 g，乌药 10 g。

（4）湿热下注：小便不爽，尿频尿急，溺时刺痛，有灼热感，大便秘结，口干，苔黄腻，脉数。治以清利湿热：黄柏 10 g，土茯苓 30 g，生大黄 10 g（后下），龙胆草 6 g，萹蓄 30 g，瞿麦 15 g，蒲公英 30 g，白花蛇舌草 30 g，山栀 10 g，车前草 30 g。

（5）肝郁气滞：小腹胀满而小便不通或淋漓不畅，神志抑郁，胁肋胀闷，舌苔薄，脉弦。治以疏肝理气通淋：细柴胡 10 g，青皮 10 g，乌药 10 g，制香附 10 g，枳壳 10 g，萹蓄 30 g，车前草 30 g。

（6）肺热气壅：咳嗽气促，烦渴引饮，小便点滴不畅，大便秘结，舌红苔黄，脉数。治以泻肺清热通淋：桑白皮 15 g，黄芩 10 g，地骨皮 15 g，天花粉 30 g，枇杷叶 10 g，生大黄 10 g（后下），鱼腥草 30 g，车前子 30 g（包煎），甜葶苈 30 g。

（7）瘀血阻滞：小便点滴而下或尿细如线，甚则阻塞不通，小腹胀满疼痛，舌质紫黯或瘀点，脉涩。治以活血化瘀通淋：桃仁 10 g，红花 10 g，赤芍药 10 g，泽兰叶

15 g，益母草 30 g，川牛膝 10 g，水蛭 5 g，制大黄 10 g，乌药 10 g，延胡索 10 g。

1 个月为 1 个疗程，一般治疗为 2～3 个疗程。

（五）其他治疗方法

（1）坐浴：野菊花 15 g，苦参 10 g，马齿苋 30 g，败酱草 30 g，丹参 30 g，煎汤 200 ml，每晚坐浴半小时，适用于前列腺增生伴有慢性炎症者。

（2）外敷：通淋粉加适量开水调成糊状，敷于脐下中极穴，每天 1 次，治小便不利，亦可用通淋方药粉，以温开水调敷脐孔。

 病例：癃闭

宋某，男，80 岁，初诊日期：2002 年 12 月 15 日。

主诉：排尿困难 5 年，近 1 个月加剧。现病史：1 个月来因尿潴留曾到上海市第七人民医院进行导尿术治疗，而后服用保列治和哈乐药物治疗，但症状改善不明显，小便点滴排出，但尿频、尿痛、每次尿量不超过 20 ml，有时要挤压膀胱始能排出。伴见劳则乏力，口渴不欲饮，口干口苦，下肢不肿，纳食尚可，大便正常。察其舌苔黄腻、舌质暗红，脉象弦数。辅助检查：前列腺 B 超示：腺体体积 43 mm×48 mm×45 mm，残余尿 80 ml，提示前列腺增生。中医诊断为癃闭（肾虚湿浊瘀阻）。西医诊断为良性前列腺增生症。法当补肾活血，清利湿浊。用药以叶老经验方通淋粉为基本方，用药：肉桂 3 g，炮山甲 10 g，地鳖虫 10 g，留行子 30 g，冬葵子 12 g，车前子 30 g，瞿麦 12 g，石苇 15 g，藿香 6 g，葫芦茶 30 g，蒲公英 18 g。14 剂，每天 1 剂，上方头煎加水 300 ml，取汁 150 ml，二煎加水 200 ml，煎 15 min 后取汁 150 ml，二煎相混，分 2 次温服。

复诊（2002 年 12 月 28 日）：诉小便量增，每次约能排出 20 ml，若挤压膀胱可排出 50 ml 左右，舌暗淡，脉弦。上方去藿香、葫芦茶、蒲公英，加党参 30 g，女贞子 15 g、牛膝 12 g、滑石 30 g、甘草 5 g。14 剂，每天 1 剂。

三诊（2003 年 1 月 15 日）：小便已无点滴，亦可不用挤压膀胱，但仍有尿频尿痛尿量少症状，上方去女贞，瞿麦，滑石，甘草，加熟地 30 g，泽泻 10 g。此后症状逐日改善，排尿次数减少，尿量增加，原方加菟丝子 15 g，枸杞子 30 g。患者坚持服药，在治疗中守中有变，辨证施治，经治疗后症状稳定，小便通畅，长期口服通淋粉治疗 3 个月。复查前列腺 B 超示：腺体体积 41 mm×45 mm×46 mm，残余尿 10 ml，提示前列腺增生。虽然前列腺体积无明显变化，但症状改善明显，残余尿大大减少，患者非常满意。

按：前列腺增生中医证属癃闭范畴，以小便量少，点滴而出，甚则闭塞不通的一种疾患。叶老认为瘀血是前列腺增生的病理变化之一。其中医病因病理机制复杂多端，病程较长，久病致瘀致虚，故活血化瘀是治疗前列腺增生症的主要原则。缘由痰、浊、败精、瘀血内停，阻塞膀胱，经络痹阻，气化不利，水道不畅而成癃闭。肾阳肾气虚衰，不能摧动气血的运行，致前列腺阴血瘀结而增生。叶老总结多年临床经验自拟通淋粉治疗前列腺增生症，方中肉桂温补肾阳，行气利水，有助于膀胱气化功能的恢复。《素问·灵兰秘典论》曰："膀胱者，州都之官，津液藏焉，气化则能出矣。"同时膀胱的气化有赖于肾阳的作用，肾为水脏，膀胱为水腑，肾与膀胱在生理上共同完成泌尿功能，而肉桂温补肾阳，可达此目的，在著名方剂滋肾通关丸中用肉桂亦为此意。穿山甲、地鳖虫归肝经，炮山甲性善走窜，无微不至，能行瘀滞、消症积、利九窍。《医学衷中参西录》曰："穿山甲，味淡性平，气腥而窜，其走窜之性，无微不至，故能宣通脏腑，贯彻经络，透达关窍，凡血凝血聚为病，皆能开之……至症瘕积聚，疼痛麻痹，二便闭塞诸证，用药治不效者，皆可加山甲引导。"地鳖虫味咸性寒，擅破血逐瘀，消症散结。《本草经疏》记载该药"咸寒能入血软坚……"。王不留行味苦，性平，功效行血清热解毒，行而不住，善行血脉，消肿散结。《外台秘要》曰："本品治诸淋，对于膀胱血瘀而致小便涩痛不利，用此药均可利尿通淋。"综观全方，具有补肾温通、软坚散结、活血化瘀之功效，临床往往取得满意疗效。

八、叶景华治疗肾病注重祛"风"

　　肾病多分急性肾病和慢性肾病，大多表现为水肿、血尿、腰痛、蛋白尿。水肿和尿血是肾病的主要症状，主要由于感受风邪和湿邪所致，叶老认为风邪在病变中起着重要作用。古人早有认识，《素问·评热论》中有"肾风"之名。高世栻曰："病生在肾，水因风动，故名肾风。"张介宾曰："肾主水，风在肾经，即名风水。"肾风和风水实际是一个病证，病变皆在肾，因风致病，其主要症状是水肿。《诸病源候论》曰："风邪入于少阴，则尿血。"明确提出风邪入肾而致尿血。风寒袭表，风热犯肺，均可导致肺气郁闭，肺失宣降，出现水肿、蛋白尿。风邪夹湿困遏脾阳，脾失健运，水液泛溢，发为水肿。同时叶老认为肾病的发病除风邪外还有湿、瘀、热等病因，但其中风邪是一个重要病因，因此治疗中重视祛"风"。一部分病例腰部疼痛明显，持续不缓解，按肾亏治疗不易见效，叶老这时多会考虑为风邪入络，应用活血祛风之剂有一定效用。在慢性肾病病程中，部分病例反复感受外邪而使浮肿增剧，尿常规检查情况更差，亦与风邪有关。祛风药具有祛风除湿、通经络之功，部分祛风药并有利水作用。

　　现代医学研究认为，风邪及其兼夹外感病邪是慢性肾脏病产生和进展的始动和加重因素。风邪侵袭后，机体内产生一系列炎症反应。急慢性肾病是一组免疫功能紊乱造成的自我机体损害，虽有外邪的参与，但外邪除祛之后，机体内在自我肾脏免疫性损害却无法终止，以致病情缠绵难治，这正是中医所谓的外风袭肾，肾脏内部风邪潜存的最好证明。研究表明风寒湿邪作用于实验动物后，可导致局部组织水肿、充血、伴炎性细胞浸润，血管扩张，现代药理研究表明，疏风散寒、清热祛湿剂具有抗炎症反应，调节免疫作用。叶老统计分析 420 例急性肾炎，大多数病例的发病与外感风邪有关。

　　叶老善用的祛风中药主要有徐长卿、炙僵蚕、鹿衔草等。

（一）徐长卿

　　味辛，性温。归肝，胃经。祛风化湿，止痛止痒。现代药理研究证实，徐长卿根的主要成分是丹皮酚（牡丹酚）、黄酮甙、氨基酸、糖类，并含微量生物碱。①抑菌作用：徐长卿在试管内对痢疾杆菌、金黄色葡萄球菌等有抑制作用。②抗炎作用：丹皮酚磺酸钠对大鼠甲醛性足肿有明显抑制作用。丹皮酚对二甲苯引起的小鼠耳肿胀以及角叉菜胶、蛋清、甲醛、组胺、5－HT、缓激肽所引起的大鼠足跖肿胀有显著抑制作用；并能显著抑制内毒素引起的腹腔毛细血管通透性升高。③抗变态反应：丹皮酚对Ⅱ型、Ⅲ型及Ⅳ型变态反应均有显著抑制作用。它并不显著影响特异性抗体的形成，但可选择性地抑制补体经典途径的溶血活性，亦可调节细胞免疫功能，抗炎和抗变态反应作用。

（二）鹿衔草

味微甘，性温。祛风除湿，强壮筋骨，补虚益肾，调经活血，收敛止血。主治：风湿痹痛，肾虚盗汗，腰膝无力，筋骨酸软，虚弱咳嗽，劳伤吐血，崩漏白带，外伤出血。

中西医药应用：①治疗慢性肾病关节酸痛，体质较虚，恶风，自汗，腰膝无力与白术、苍术、泽泻等配伍使用；若全身关节、肌肉疼痛，可与羌活、独活、防风、木瓜等调服其效果更好。②对金黄色葡萄球菌、变形杆菌、大肠杆菌等都有抑制作用，对呼吸、消化、泌尿道等感染性疾病及疮伤口感染均有一定治疗效果。

（三）僵蚕

味咸，性辛。归肝，肺经。熄风止痉，祛风止痛，化痰散结，能软坚散结，又兼可化痰。现代研究证实僵蚕含蛋白质，脂肪、灰粉等，体表的白粉中含草酸铵。僵蚕水提取液具有较强的抗凝作用，模型动物注射僵蚕液后，其部分凝血活酶时间、凝血酶原时间、凝血酶时间均有延长。僵蚕息风通络，用于肾脏病之蛋白尿日久不消，久病入络，风邪湿浊匿伏肾中络脉，风鼓血溢，精微外泄，导致的蛋白尿、血尿；祛风止痒，用于紫癜性肾炎皮肤特有的出血性皮疹、关节炎、胃肠病变及肾损害、蛋白尿、血尿。现代药理证实僵蚕粉可显著降低肾脏病大鼠蛋白尿，升高血清白蛋白，降低血清胆固醇及尿素氮，并可降低肾组织匀浆和血清中丙二醛（MDA）含量，减轻肾脏病理损害，具有良好的控制蛋白尿的作用。因此叶老特别善用此药，在大多数肾病的中医治疗中均用到僵蚕，而且用量往往较大。

 病例： 急性肾炎

朱某，男性，22 岁，学生。首诊日期：2005 年 2 月 2 日。

主诉：2004 年 10 月发热咽痛，小便色深，化验尿蛋白（＋＋＋），红细胞（＋＋），经治疗后情况好转，但尿中蛋白仍（＋），红细胞少量一直不消失，咽部轻度充血不适，舌苔薄尖红，脉缓，纳可，大小便正常。辨证：病由感受风热之邪，导致肺肾功能失常，经治疗后原病情好转，但余邪未清。治法：祛风清热，凉血止血利尿。

处方：炙僵蚕 30 g，蛇舌草 30 g，金银花 30 g，甘草 4 g，荠菜花 30 g，白茅根 30 g，小蓟 30 g，血余炭 10 g，炒蒲黄 10 g，石韦 30 g，侧柏叶 30 g，陈皮 10 g。

复诊（2005 年 3 月 1 日）：用药后情况好转，尿蛋白已阴性，尚有少许红细胞，舌苔薄尖红，脉缓，大小便正常，再以前方出入，加扶正之剂。处方：炙僵蚕 10 g，鹿衔草 30 g，黄芪 30 g，生地黄 15 g，白茅根 30 g，小蓟 30 g，墨莲草 30 g，石韦 30 g，炒蒲黄 10 g，芡实 30 g，血余炭 10 g，茜草根 15 g，炒枳壳 10 g。

三诊（2005 年 3 月 20 日）：一般情况良好，无特殊不适，尿化验阴性，再以前方出入，扶正调理。前方去血余炭，加太子参 15 g，黄精 10 g。

按：该病例为急性肾炎恢复期，一般情况良好，余邪未清，尿中尚有蛋白、红细胞，咽部尚有充血，处方以祛风清化余邪为主，佐以止血利尿，继以益气滋阴，尿中蛋白、红细胞逐渐消除。

九、叶景华治疗痛风之经验

　　痛风是一组嘌呤代谢紊乱所致的疾病，其特点是高尿酸血症，由此引起痛风性关节炎反复发作，痛风结石沉淀，关节畸形，常累及肾脏，引起慢性间质性肾炎和肾结石形成。本病一般归属于中医"痹证"范畴。

（一）基本方药

　　叶老认为痛风是由于风寒湿热之邪侵入络脉、肌肉关节，导致血瘀、痰浊滞留、气滞血瘀，经脉不通，不通则痛，故临床可见肌肉关节疼痛，病久瘰块形成则关节畸形。叶老治疗本病以祛风化瘀利湿为主要原则，以经验方祛风化瘀利湿方为基本方。基本方由威灵仙 15 g、制大黄 10 g、虎杖 30 g、萆薢 30 g、鬼箭羽 30 g 等 5 味中药组成，有祛风化湿、活血化瘀通络功效。方中威灵仙，味辛、咸，性温，有毒，入膀胱经，功专祛风湿、通经络、消痰涎、散癖积，可用于治疗痛风、顽痹、腰膝冷痛。制大黄，味苦，性寒，归胃、脾、大肠、肝、心包经，具有解毒消痈、行瘀通经、清热除湿功效。虎杖，味苦，性平，归肝、胆、肺经，功效：祛风利湿、破瘀通经。萆薢，味苦，性平，归脾、肾、肝经，气微降泄，功效：利湿浊，祛风湿，叶老在此运用此药以达到化湿清热的作用。鬼箭羽，气微，味微苦涩，性寒，入厥阴经，具有破血、通经、杀虫、散瘀止痛等功效。现代药理研究证实，威灵仙根煎剂通过抗组胺作用，使局部松弛，蠕动改变，同时对离体兔肠平滑肌亦有明显的抗组胺作用；鬼箭羽具有降血糖、调血脂及延缓动脉粥样硬化等作用，其水溶性部分可提高小鼠耐氧能力，对垂体后叶素所引起的急性心肌缺血大鼠有保护作用，可抗心律失常，并具有镇静、降压等作用。以上诸药合用，可达到祛风化瘀利湿之功效。

（二）辨证加减

　　关节疼痛甚者，可选加乳香、没药各 5 g，徐长卿 15 g，延胡索 10 g，炮山甲 10 g，炙僵蚕 10 g，全蝎 3 条，蜈蚣 2 条。肢关节痛者，加桂枝 10 g，下肢关节痛者加川牛膝 10 g。受寒痛剧、痛有定处、舌苔薄白、脉紧者，加制川乌、草乌各 5 g，细辛 3 g，麻黄 10 g。肿热痛明显、发热口干、舌红苔薄黄、脉数者，加蒲公英 30 g，地丁草 30 g，野菊花 10 g，大青叶 30 g。肌肤关节麻木重着肿胀、舌苔腻、脉濡缓者，加制茅术 15 g，生薏苡仁 30 g，茯苓 15 g。关节疼痛时重时轻、关节肿大或有瘀斑、舌淡暗或有瘀斑者，加桃仁 10 g，红花 10 g，赤芍药 10 g，牡丹皮 10 g，水蛭 5 g，泽兰叶 30 g。病久肝肾虚，症见腰膝酸软乏力、头晕耳鸣者，加熟地黄 30 g，枸杞子 15 g，制何首乌 15 g，白芍药 10 g。关节畸形僵硬、痛风结石者，加白芥子 10 g，山慈姑 10 g，莪术 10 g，三棱 10 g。

（三）配合其他治法

叶老在辨证使用汤药的同时，还常根据患者的病情配合以中成药和局部药物外敷疗法。中成药：新癀片 4 片，每天 3 次，口服，适用于疼痛者。外治法：金黄散或芙蓉叶、生大黄研末，以凡士林调匀外敷，亦可用六神丸 10 粒研末调敷，适用于局部关节红肿热痛者。

叶老治疗痛风，除采用药物疗法外，还非常重视对患者的日常调摄。急性发作期患者应卧床休息，平时应避免受寒，不过度劳累。忌食高嘌呤饮食（动物内脏、蟹、鱼虾、海味等），肉类、豌豆、菠菜亦须少吃，可多食慈姑、百合。多饮水以利尿酸排出，不饮酒。肥胖者应减肥，控制食量，适当增加运动。另外，叶老还常嘱咐患者日常可用玉米须（或梗和根）煎汤代茶煎服。

 病例：痛风

白某，男，53 岁，首诊日期：2006 年 5 月 22 日。

主诉： 素有痛风病史十余年，右足曾多次出现红肿热痛，均诊断为痛风，口服大量抗尿酸药物，具体药名不祥，但疗效不显。1 周前因外出旅游，行走较多又致宿疾复发，无法行走，至门诊就诊。右足足背及足跟部红肿，边界欠清，肤温高，触痛明显，尤以外踝处最甚；左足屈伸不利，右小趾跖趾关节处略肿，触痛（＋＋）；无发热，胃纳欠佳，大便 3 日未行；舌红、苔薄黄、脉小数。中医诊断为痛风，证属湿热下注，风湿瘀阻滞经络，不通则痛，治拟祛风化瘀利湿，通络止痛。方用祛风化瘀利湿方加减：威灵仙 15 g，制大黄 10 g，虎杖 30 g，萆薢 30 g，鬼箭羽 30 g，黄柏 10 g，金银花 10 g，忍冬藤 30 g，当归、桃仁各 15 g，赤芍 30 g，土茯苓 30 g，川牛膝 15 g，红花 6 g。14 剂。每天 1 剂，头煎加水 300 ml，药物浸泡 30 min 至 1h，旺火煎开后，文火煎 30 min，取汁 150 ml；二煎加水 200 ml，煎 15 min 后取汁 150 ml；二煎相混，分 2 次温服。

复诊（2006 年 6 月 15 日）：关节肿痛基本消除，腰痛缓解。上方加川续断 12 g，枸杞子 12 g。14 剂。

三诊（2006 年 7 月 2 日）：诸症状明显好转，无痛风发作。病情处于稳定期，当治其本，治以补肾健脾、活血通络、利湿泄浊。处方：威灵仙 15 g，制大黄 10 g，虎杖 30 g，萆薢 30 g，鬼箭羽 30 g，黄芪 30 g，党参、丹参各 30 g，土茯苓 30 g，白术 15 g，玉米须 30 g，熟地黄 12 g，何首乌 15 g，当归、牡丹皮各 12 g，桃仁 15 g，红花 6 g，鸡血藤 30 g，黄精 15 g，黄芩 10 g，柴胡 9 g。14 剂。

患者此后定期来院诊治，以上方加减治疗 6 个月，痛风始终未发。

十、叶景华补肾通络法治疗良性前列腺增生症实验研究

良性前列腺增生症是以排尿困难为临床特征的男性老年病、多发病。该病可引起急性尿潴留、血尿、泌尿系感染、膀胱结石、肾功能损害等并发症，长期困扰着老年患者的身心健康。目前治疗方法及药物多种多样，但其疗效难以令人满意。预初研究显示名老中医叶景华补肾通络法可以改善良性前列腺增生症的症状。本次研究通过随机对照临床试验观察，评价叶景华补肾通络法治疗该病的临床疗效。本研究由上海中医药大学附属第七人民医院中医科和上海中医药大学附属曙光医院两个中心完成，观察治疗时间自 2009 年 4 月至 2010 年 5 月，采用叶景华补肾通络法治疗该病，并进行临床观察，取得了较为满意的疗效。

（一）资料与方法

1. 病例选择

100 例患者均来自上海市第七人民医院中医外科男性门诊、中医病房和上海中医药大学附属曙光医院中医外科就诊患者，年龄 45～85 岁，平均 53.6 岁，病程 1～30 年，均符合良性前列腺增生的诊断标准。

2. 诊断标准

（1）良性前列腺增生诊断标准：参考 1998 年国际前列腺咨询委员会制订的良性前列腺增生症诊断标准，和《中药新药治疗良性前列腺增生症的临床研究指导原则》，以及山东科技出版社吴阶平主编《泌尿外科学》。根据临床症状，直肠指诊，超声波、尿流率检测确诊。

（2）中医辨证诊断标准：主证：尿频，夜尿增多，排尿不畅，余沥不尽。次证：①用力排尿，但小便难出，点滴不畅或闭塞不通。②尿道涩痛或不适。③会阴、小腹胀痛。④有血尿或血精。⑤舌质淡红或有瘀斑，苔黄或白，脉细弦或细数。符合以上主证及次证 2 项以上。

（3）排除标准：过敏体质，合并尿路感染，急性尿潴留、肾功能不全，精神病患者，以及其他类似疾病，如前列腺癌、前列腺结核、神经源性膀胱功能障碍、膀胱颈

硬化症等。

3. 分组

根据随机对照原则将 100 例患者分为治疗组 50 例和对照组 50 例，进行临床观察，两组治疗前国际前列腺标准（IPSS）评分病情轻重程度无显著差异（$P>0.05$）。

4. 治疗方法

治疗组：叶景华补肾通络法，药物组成：肉桂 6 g、水蛭 10 g、地鳖虫 10 g、王不留行 30 g、穿心莲 30 g。用法：煎汤口服，每次 100 ml，2 次／天，饭后半小时服用。对照组：翁沥通胶囊（华北制药），口服，2 次／天，3 粒／次。治疗疗程均为 3 个月。

5. 观察项目

生活质量评分（QOL）、前列腺体积、残余尿量、血清 PSA、血总睾酮、血液流变学。IPSS 和 QOL 每次随访记录登记，前列腺体积、残余尿量每 1 个月复查 1 次，血清、血总睾酮、血液流变学治疗前和治疗结束后各检测 1 次。症状分级：轻度：IPSS ≥5 分；中度：IPSS≥10 分；重度：IPSS≥15 分。

6. 疗效评定

根据《中药新药临床研究指导原则》

（1）显效：主要症状消失，总评分（IPSS＋QOL）降低 60%～89% 以上（或残余尿量减少 50% 以上，或前列腺体积缩小 10% 以上）。

（2）有效：主要症状改善，总积分（IPSS＋QOL）降低 30%～59% 以上（或残余尿量减少 20% 以上，或前列腺体积有缩小）。

（3）无效：主要症状及各项指标变化不明显。

7. 结果与分析

统计学方法采用 t 检验、Ridit 分析和 Mann－Whitney Test 非参数检验，分析选用 SPSS 11.5 软件版本，观察数据 $\bar{x}\pm s$，以 $P<0.05$ 为差异有统计学意义。

（二）结果

见表 1－1～表 1－5。

表 1－1　总体疗效评定

	例数	显效	有效	无效	总有效率	P
对照组	50	2	22	26	48%	<0.05
治疗组	50	22	17	11	78%	

经 Ridit 分析，$P<0.05$，表明治疗组与对照组存在显著差异，治疗组有效率明显高于对照组。

表 1-2　IPSS 及 QOL 评分比较

组别	例数	IPSS 分值		QOL 分值	
		治疗前	治疗后	治疗前	治疗后
治疗组	50	19.52±5.25*	10.24±5.90△●	3.62±1.18*	1.66±0.98△●
对照组	50	19.58±5.19	13.96±4.20●	3.70±1.15	2.24±0.77●

*治疗前治疗组与对照组无显著性差异（$P>0.05$）；△治疗后治疗组与对照组有显著性差异（$P<0.05$）；●治疗前与治疗后比较存在显著差异（$P<0.05$）。

表 1-3　前列腺体积、PSA、睾酮指标比较

组别	例数	前列腺体积		PSA		睾酮	
		治疗前	治疗后	治疗前	治疗后	治疗前	治疗后
治疗组	50	32.53±18.26*	26.74±14.30*●	1.64±1.73*	1.76±1.61*◆	7.29±3.74*	7.52±3.31△◆
对照组	50	32.97±18.37	33.76±25.80◆	2.46±2.86	2.61±2.79◆	9.30±5.21	12.05±7.60●

*治疗组与对照组无显著性差异（$P>0.05$）；△治疗组与对照组有显著性差异（$P<0.05$）；◆治疗前与治疗后比较无显著差异（$P>0.05$）；●治疗前与治疗后比较存在显著差异（$P<0.05$）。

表 1-4　全血黏度值（Mann-Whitney Test 非参数检验）

组别	例数	全血黏度值（200）		全血黏度值（30）	
		治疗前	治疗后	治疗前	治疗后
治疗组	50	4.63±2.06*	4.51±2.81*◆	5.96±0.89*	5.88±1.11*◆
对照组	50	4.42±2.64	4.98±3.26◆	5.52±1.08	5.63±1.23●

*治疗组与对照组无显著性差异（$P>0.05$）；△治疗组与对照组有显著性差异（$P<0.05$）；◆治疗前与治疗后比较无显著差异（$P>0.05$）；●治疗前与治疗后比较存在显著差异（$P<0.05$）。

表 1-5　全血黏度值（5）、（1）

组别	例数	全血黏度值（5）		全血黏度值（1）	
		治疗前	治疗后	治疗前	治疗后
治疗组	50	9.51±1.91*	9.65±1.96*◆	20.98±5.49*	20.10±5.03*◆
对照组	50	9.26±1.93	9.48±2.72◆	20.14±5.80	19.01±5.69◆

*治疗组与对照组无显著性差异（$P>0.05$）；△治疗组与对照组有显著性差异（$P<0.05$）；◆治疗前与治疗后比较无显著差异（$P>0.05$）；●治疗前与治疗后比较存在显著差异（$P<0.05$）。

（三）结果分析

实验数据表明，治疗组总有效率 78%，对照组总有效率 48%，经 Ridit 分析，$P<0.05$，表明治疗组与对照组存在显著差异，治疗组有效率明显高于对照组。国际前

列腺评分标准两组治疗前后有显著性差异（$P<0.05$），同时治疗组评分治疗前后有显著性差异（$P<0.05$）。生活质量评分，数据不符合正态分布，采用 Mann-Whitney Test 非参数检验，治疗后两组有显著性差异（$P<0.05$），治疗组评分治疗前后比较存在显著差异（$P<0.05$）。前列腺体积观察，数据不符合正态分布，应用 Mann-Whitney Test 非参数检验，治疗后两组无显著性差异（$P>0.05$），但治疗组治疗前后比较存在显著差异（$P<0.05$），治疗后体积明显小于治疗前。对照组治疗前后无显著差异（$P>0.05$）。血清 PSA、全血黏度治疗前后两组均无显著差异（$P>0.05$）。睾酮数据分析，治疗后两组有显著性差异（$P<0.05$），残余尿量治疗后明显少于治疗前，但无统计学差异。本次研究通过二中心随机对照临床试验观察，叶景华补肾通络法治疗 BPH，可以降低国际前列腺评分标准和生活质量评分的分值，改善患者的生活质量，显著降低睾酮水平，有减少残余尿量的作用。

随着生活节奏不断加快，良性前列腺增生患者有呈年轻化发展趋势。由于前列腺外壁脂膜坚硬不易被药物穿透，使治疗方法显得被动、消极，不能获得手术达到的效果。因而研究中医药治疗良性前列腺增生的方法显得尤为重要。

良性前列腺增生中医证属癃闭范畴，以小便量少，点滴而出，甚则闭塞不通为表现的一种疾患。根据大量临床病例分析，肾阳虚和瘀血是良性前列腺增生发病的主要原因。通过检测血液流变学指标发现健康人与前列腺增生患者比较有显著差异，所以认为瘀血是前列腺增生的病理变化之一。其中医病因病理机制复杂多端，病程较长，久病致瘀致虚，故活血化瘀是治疗前列腺增生症的主要原则。现代药理证明，活血化瘀药物能明显改变血液流变性，降低血浆黏度，加快血液循环，改善局部的充血水肿，可能具有使腺体软化和缩小的作用。《景岳全书》云："或以败精，或以槁血，阻塞水道而不通。"缘由痰、浊、败精、瘀血内停，阻塞膀胱，经络痹阻，气化不利，水道不畅而成癃闭。肾阳肾气虚衰，不能摧动气血的运行，致前列腺阴血瘀结而增生。叶景华补肾通络法的中药基本方有肉桂、地鳖虫、水蛭、王不留行、穿心莲。方中肉桂温补肾阳，行气利水，有助于膀胱气化功能的恢复。《素问·灵兰秘典论》曰："膀胱者，州都之官，津液藏焉，气化则能出矣。"同时膀胱的气化有赖于肾阳的作用，肾为水脏，膀胱为水腑，肾与膀胱在生理上共同完成泌尿功能，而肉桂温补肾阳，可达此目的，在著名方剂滋肾通关丸中用肉桂亦为此意。水蛭"味咸，性平"、"主逐恶血、瘀血、月闭，破血瘕积聚，无子，利水道"（《本经》记载）。地鳖虫味咸性寒，擅破血逐瘀，消症散结。《本草经疏》记载该药"咸寒能入血软坚……"。王不留行苦、平、功效行血清热解毒，行而不住，善行血脉，消肿散结，《外台秘要》记载："本品治诸淋，对于膀胱血瘀而致小便涩痛不利，用此药均可利尿通淋。"穿心莲"苦，寒，清热解毒，消炎退肿……"(《泉州本草》记载)。

综观全方，具有温通小便、软坚散结、活血化瘀之功效。通过实验证实临床有效，值得进一步研究。

经验荟萃之周智恒篇

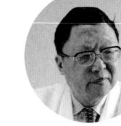

周智恒教授是上海市名中医，多年来致力于中医男科疾病的研究，尤其对治疗慢性前列腺炎，经验丰富，临床疗效显著。

一、周智恒治疗慢性前列腺炎之经验

慢性前列腺炎（CP）为男科疾病中的常见病、多发病，属中医淋浊、精浊、白淫等范畴。周老认为，慢性前列腺炎由于前列腺特殊的解剖位置以及前列腺胞膜的屏障作用，一般药物治疗很难到达患处，故该病往往久治不愈，迁延反复，致病情错综复杂。其病理机制多为本虚标实，虚实夹杂。本虚为肾虚，临床表现为腰酸乏力，口干欲饮，夜寐不安，形寒肢冷，射精后畏寒等。标实主要为湿热、血瘀和气滞，患者口干口苦，少腹会阴胀痛不适，小便涩痛难忍，舌暗而绛、苔腻而黏，故周老治疗时强调辨证与辨病相结合，辨清虚实，因证施治，灵活用药。

周老治疗慢性前列腺炎过程中，善于运用萆薢菟丝子丸。方中以萆薢和菟丝子为主药，菟丝子补益肾阳，萆薢化湿清热，正合乎补虚泻实的原则。补肾除用菟丝子外，常配伍肉苁蓉、补骨脂、川断、淫羊藿、巴戟天、山萸肉、枸杞子。祛邪方面常配伍半枝莲、鹿衔草、红藤、黄柏、黄连等清热化湿。理气化瘀选用延胡索、川楝子、乌药、丹参、当归、赤芍等理气活血，临证时应根据病情合理选用。①如患者以湿热症状为主，症见尿频、尿急、尿痛，尿道灼热，滴白，舌红、苔腻，前列腺液检查白细胞（＋＋），治宜清热化湿，药用：萆薢、菟丝子、黄柏、石菖蒲、茯苓、白术、丹参、车前子、苍术、薏苡仁、败酱草、土茯苓等。②以瘀滞症状为主，症见小便滴沥涩痛，会阴刺痛明显，痛引睾丸，或阴茎、腰腹部酸痛，有滴白现象，舌紫有瘀斑，前列腺液常规检查白细胞（＋），有时可见红细胞，治宜活血化瘀，药用：萆薢、菟丝子、丹参、泽兰、赤芍、桃仁、川楝子、乌药、王不留行、穿山甲、当归等。③如伴有阴虚而出现腰膝酸软，头晕目眩，五心烦热，失眠多梦，早泄遗精，舌红、少苔，脉细等，可加枸杞子、女贞子；如伴有阳虚而出现形寒肢冷，自汗乏力，阳痿，舌淡、苔白，可加补骨脂、肉苁蓉、巴戟天；④如患者性功能障碍等症状较为突出，阳痿、早泄、不射精，遗精，尿末滴白可伴见血精，男子不育，舌红、苔少，脉细弱，前列腺液检查白细胞（＋），卵磷脂减少，治宜阴阳双补，药用：菟丝子、萆薢、土茯苓、山药、车前子、牡蛎、石斛、生熟地、川断、益智仁、淫羊藿、阳起石等。⑤如患者同时伴见血精，加用女贞子、旱莲叶、苎麻根；⑥若射精时外阴部疼痛明显，加川楝子、佛手以理气止痛；⑦若大便干结艰涩，加用黑芝麻、生首乌等润肠通便；⑧若兼肝阳上亢血压高者，加用石决明、菊花平肝潜阳；⑨若兼气虚者，加黄芪、党参补中益气；⑩若夜寐不安者加夜交藤、合欢皮养心安神。在使用补益药的同时可适当加用泽兰、泽泻、丹参、当归等理气活血药，使补而不腻。

周老治疗本病，除注重辨证论治，同时，也注重外治疗法。较常用的方法是用温水坐浴，每次 30 min，每天 1～2 次。会阴部温水坐浴，可改善局部血液循环，促进前列腺腺体的新陈代谢，祛腐生新。另外，应注意忌烟酒和辛辣之品，劳逸结合，性生活适度等。

 病例：慢性前列腺炎

唐某，男，26 岁，首诊日期：1998 年 3 月 10 日。

主诉： 会阴胀痛，小便淋漓不尽半年余，口干口苦，舌质暗、苔厚腻，脉细。体检：前列腺肛诊触痛明显，前列腺液检查白细胞（＋＋＋＋），卵磷脂（＋）。辨证属湿热瘀滞，治以清热化湿，理气祛瘀。萆薢菟丝子丸加减：萆薢 10 g，菟丝子 10 g，石菖蒲 10 g，败酱叶 15 g，土茯苓 30 g，川牛膝 10 g，川楝子 10 g，车前子 30 g，丹参 15 g，枳壳 10 g，黄柏 10 g，鹿衔草 15 g，半枝莲 30 g，黄连 3 g，泽兰 15 g。每天 1 剂，水煎服。

复诊： 上方服用 15 剂，会阴部胀痛不适基本消失，小便淋漓不尽感明显好转，再以上方加减服用 15 剂，复查前列腺液常规白细胞（＋），卵磷脂（＋＋），但患者又出现遗精、腰膝酸软、形寒肢冷，故加用肉苁蓉、淫羊藿、巴戟天、山萸肉、芡实等滋补肾阳。半年后随访诸症消除，查前列腺液：白细胞（－），卵磷脂（＋＋＋）。

二、周智恒运用小金丹治疗男科病之经验

小金丹出自《外科证治全生集》，由白胶香、草乌、五灵脂、地龙、木鳖子、乳香、没药、当归、麝香、墨炭组成。方中草乌温经散寒除湿力强，白胶香、乳香、没药、当归活血通络、理气止痛，地龙为入血通络之良品。全方共奏活血化瘀、理气止痛、消肿散结之功。周智恒教授运用小金丹治疗男科病取得满意疗效。现择例介绍如下。

 病例 1： 睾丸损伤

某男，30 岁，未婚，首诊日期：1998 年 5 月 20 日。

主诉：3 个月前左侧睾丸被人踢伤，形成较大血肿，隐隐作痛，尤以阴天为甚。曾使用过抗生素，又服过中药，肿块虽有缩小，但仍感刺痛明显。诊见左侧睾丸明显肿大，质地较硬，压痛明显。舌苔白腻，舌质暗红有瘀点。周老诊为睾丸外伤，予以小金丹口服，配合热疗。

复诊（半个月后）：左侧睾丸明显缩小，质地变软，痛感大为减轻。

三诊（半个月后）：双侧睾丸等大，质地正常，无明显压痛。随访中无不适。

按：睾丸外伤，瘀血日久不消，血肿机化，形成肿块及睾丸硬结。瘀血内结，影响气血运行，故时有隐痛和会阴部不适。活血化瘀、通络散结为治疗睾丸损伤的主要法则，故运用小金丹能够奏效。

 病例 2： 精索静脉曲张

某男，37 岁，已婚。

主诉：4 年前因用力过度，致左侧阴部肿胀隐痛，有明显的下坠感。站立时间较长后症状加剧，休息后则好转。某医院诊为精索静脉曲张。体检：左侧精索肿胀，站立时可触及曲张静脉如一团蚯蚓。舌质暗红，边有暗瘀点。周老认为，本病以瘀血为主，治宜理气散结、活血通络。予以小金丹口服。服药 14 天后，阴部肿胀明显好转，劳累

后仍有反复。再服小金丹 1 个月，症状完全消失，随访未再复发。

按：精索静脉曲张是指精索静脉因回流不畅，血流瘀积而造成的精索静脉伸延、迂曲、扩张。中医证属"筋疝"。病机为瘀血内阻、气血经脉不和。《医林改错》曰："青筋暴露，非筋也，现于皮肤者血管也，血管青者，内有瘀血也"，故用小金丹治疗，可取活血化瘀、舒筋通络之效。

 病例 3：附睾结节

某男，65 岁，已婚，首诊日期：1997 年 10 月 21 日。

主诉：半月前出现睾丸坠胀感觉，劳累和行走后加剧，休息后好转。睾丸检查：右侧附睾扪及 1 cm×2 cm×1 cm 结节，左侧附睾扪及 1 cm×1 cm×1 cm 结节，质中等，有压痛。中医证属"子痰"。治拟化痰软坚、化瘀散结。

处方：口服小金丹，治疗 2 个月后，症状消失。再巩固治疗 1 个月后检查：右侧附睾结节 0.5 cm×0.5 cm×1 cm，左侧附睾结节消失。

按：附睾结节相当于中医所称的"子痰"。由于慢性附睾炎症反复发作，久治不愈，继而产生炎性结节。病因病机多为痰瘀交阻，日久成结。因属有形之邪，理当祛痰软坚、化瘀散结，故选用小金丹治之取效。

 病例 4：睾丸鞘膜积液

某男，41 岁，已婚，初诊日期 1999 年 3 月 15 日。

主诉：患者左侧睾丸胀痛加剧 1 周。平时自觉睾丸胀痛不适，有下坠感，曾使用抗生素治疗无效，近 1 周来症情加剧而就诊。睾丸 B 超检查示：右侧睾丸鞘膜积液。中医辨证为水疝，治以理气化瘀散结。口服小金丹，治疗 2 月余，睾丸胀痛症状消失。再巩固治疗 6 个月，睾丸 B 超检查未见异常。

按：鞘膜积液相当于中医所称的"水疝"，俗称"偏坠"。病由肝气失疏、气滞血瘀所致，往往病程较长，经久难治。久病致瘀，治疗该症无论何种病因，活血化瘀为首要治则，故用小金丹治疗可取佳效。

 病例 5：免疫性不育

某男，33 岁，首诊日期：1988 年 5 月 7 日。

主诉：婚后 4 年不育。夫妻同居，性生活正常，女方妇科检查无异常。男子精液计数正常，但血清抗精子抗体阳性。患者自觉胸胁胀闷，口干口苦，皮肤干燥无华，口唇轻度紫暗，舌紫有瘀斑，脉涩。中医辨证为湿热内蕴、肝郁血瘀，予以口服小金丹，同时辨证服用中药。治疗一年余，血清抗精子抗体转为阴性，数月后配偶怀孕。

按：睾丸损伤、炎症和输精管道感染阻塞，是诱发免疫性不育的重要病因。中医认为，本证病因之标为损伤或感染，病机为正虚邪恋，导致湿热内蕴，气血不和，精道瘀滞；或邪热入于营血，归于精室，阻滞精道而成。本病病程长，病情复杂，久病成瘀。所以在治疗过程中除了针对主要病因治疗外，活血化瘀理气成为免疫性不育的主要治则。故选用小金丹治疗可达到目的。

经验荟萃之徐福松篇

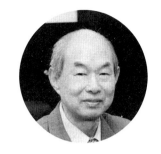

　　徐福松出生于中医世家，尽得其父（著名儿科专家惠之公）、其舅父（全国名老中医许屦和）之薪传；又为著名针灸学家邱茂良教授、著名外科学家顾伯华教授之高足。

一、徐福松辨证与辨病相结合诊治精液异常之经验

　　徐老中医治疗总的原则为辨证与辨病相结合，而在诊治精液异常方面更注重于辨病，精液异常患者往往并无特殊主诉，故从精液检查中反映病情，分析病因病机，拟方治病，收效显著。

（一）精液黏稠不液化

　　指离体精液黏稠度高，1 小时以上不液化者，约占男性不育症的 10％。病因多为慢性前列腺炎、精囊炎的并发症，由于精液不液化而使精子在精液中时间延长，降低活动力而造成不育。徐老认为，精液不液化多以阴虚火旺、湿热内蕴者为多，而肾阳不足、痰瘀阻络者偏少。素体阴虚或房劳过度、肾精过耗，或劳心过甚，或五志化火，耗损精液，而致热甚伤阴，阴虚火旺，精液受灼而浓缩，至黏稠难化。多以酸甘化阴法治疗该症，方用自拟乌梅甘草汤加减：乌梅、生地、诃子肉、天花粉、五味子、白芍、黄精、制首乌各 10 g，生甘草 5 g 等。同时还提出滋阴药物大都偏寒性，对精液质量有一定影响，故需同时加服温肾药物以权衡，如五子补肾丸等。

（二）精子减少症

　　指精子计数低于 2000 万/ml 者，即为精子减少症，在男性不育症的原因之中占有

14.6%。徐老分析其病因或为先天禀赋不足；或房事不节，不知持满，耗伤肾津，五劳七伤，病久积肾，下元不固，而见精子稀少；或因久病体弱，气血两虚，精亏水乏，精亏则血少，血少则精少，气不摄血，血不化精，而致精子减少。治法滋肾填精、补益气血，治以自拟聚精汤加味。药用生黄芪、炙黄芪各 15 g，生地黄、熟地黄各 10 g，黄精、生首乌、枸杞子、益母草、云茯苓、当归各 10 g，丹皮、丹参各 10 g，生甘草 5 g 等，伴有畏寒者加杜仲、鹿角胶各 10 g，疗效满意。

（三）死精子过多症

指精液检查显示，精子成活率减少，死亡精子超过 40% 者，占男子不育症的 1%～2%，多因生殖系统炎症或长期运用对精子有刺激性的药物。徐老分析其病理机制多因禀赋素弱，先天不足，后天失调，房事不节，手淫成性，肾气虚弱，命门火衰，阴寒内生。肾为生精之所，肾气不足则肾阳虚衰，生精功能异常；或因脾阳不足，生化无源。治疗主张滋阴填精，补益气血，同时该症往往病程较长，久治不愈，久病成瘀，必须加入活血化瘀药物以通精，使死精去，新精生。治以自拟红白皂龙汤合聚精汤加味。药用红花 6 g，生地黄、熟地黄各 10 g，生黄芪、炙黄芪各 10 g，皂角刺、地龙、黄精、制首乌、枸杞子、云茯苓、白芍各 10 g 等。如口干明显者加天花粉 10 g；有遗精者加入金樱子 10 g，芡实 10 g。

（四）精子活力低下症

指精子活力下降，三级以上精子活动力少于 50% 者，亦称弱精子症或精子无力症，其病因病理机制为久病体弱，或房劳过度，而致肾精不足，肾阳虚衰，命门火衰，不能温煦肾中生殖之精，精子动力乏源所致。认为本证虽为肾之阴阳不足，但大部分患者多以肾阳虚衰者为多，治拟温补肾阳，方选巴戟丸加减。药用附子 6 g，巴戟天、肉苁蓉、杜仲、菟丝子、山萸肉、熟地、川断各 10 g 等。如伴有性功能障碍者可加干蜈蚣 2 条，露蜂房 10 g；小便不畅者加泽泻 10 g；有血精者加女贞子 10 g，旱莲草 10 g，丹皮炭 10 g；脾胃虚寒便溏者加炮姜炭 3 g，炙鸡金 10 g。因该症治疗难度较大，故往往病程较长，但疗效明确。

（五）精子畸形症

指精子形态异常超过 30% 者。本病为睾丸病变、内分泌功能紊乱引起。徐老分析其病理机制为房劳过度，久病肾气虚弱，命门火衰，阴寒内生，温煦失责，以致精子生长发育不良而畸形；或因温热病，耗损真阴，导致肾阳亏损，不能滋养生殖之道所致。治拟滋阴益肾，方用水陆二仙丹加味。该方由金樱子和芡实二药组成，如同时伴有精子活力低下者，合聚精汤同用，药用生地黄、熟地黄各 10 g，金樱子、芡实、黄精、制首乌、枸杞子、杜仲、茯苓各 10 g，丹皮、丹参各 10 g 等；如同时伴有抗精子抗体者，方用：金樱子、芡实、生蒲黄（包）、当归、生地各 10 g，赤白芍各 10 g，生苡仁 30 g，泽兰 10 g，泽泻 10 g，生甘草 5 g；畏寒怕冷者加仙灵脾 10 g，仙茅 10 g。

（六）精子自身免疫

在血液或精浆及精子表面存在抗精子抗体，可引起精子凝结及活动力降低者，影响受孕，占男子不育症的 10%。多因睾丸损伤、炎症、输精管道感染、阻塞等诱发免疫反应。徐老认为其病位首在肝肾，次在脾肺，病因之本为体虚，标为损伤或感染。病理机制为正虚邪恋，正虚者，肝肾肺脾之虚也，邪恋者，湿热瘀血之病也；或由肝肾阴虚，湿热内蕴，气血不和，精道瘀滞所致；或因肺脾气虚，平时容易感冒，邪热入于营血，归于精室，阻滞精道而成。精浆抗体阳性者多以阴虚内热为主，治拟滋阴降火，清利湿热，方用自拟男转阴 I 号方加味。药用碧玉散（包）10 g，白芍 10 g，牡蛎（先煎）20 g，枸杞子 10 g，鸡血藤 20 g，生蒲黄（包）10 g，生苡仁 30 g，泽兰、泽泻各 10 g，生地 10 g，云茯苓 10 g 等。精浆抗体阳性者多为精道不通，瘀血内阻，治拟活血化瘀通络，方用自拟男转阴 III 号方加味。药用赤勺 10 g，白芍 10 g，生地 10 g，当归 10 g，川芎 6 g，益母草 20 g，蛇舌草 20 g，仙鹤草 20 g，土茯苓 30 g，生乌药 10 g 等，临床疗效满意。

二、徐福松辨证治疗慢性前列腺炎之经验

慢性前列腺炎为中医男科多发病，约占男科门诊 40%，祖国医学证属"精浊"。由于前列腺胞膜的屏障作用，药物不易渗透前列腺上皮脂膜而进入膜内，达不到治疗目的，故该病往往经久不愈，反复发作，给患者带来诸多痛苦。徐老着手于中医整体观，分析病理机制不外乎"湿、热、瘀、郁、虚"。久病入肾而致虚，虚实夹杂，标本兼病。徐老辨证与辨病相结合，祛邪补虚，标本同治，以下简述徐老治疗慢性前列腺炎经验。

（一）湿热肾虚并重

本型为典型的虚实夹杂证，湿热为实，肾虚为虚，湿热表现为尿频、尿急、尿痛、尿道灼热刺痛，会阴及少腹胀痛，大便干结，努责时尿道口滴白量多，口中干黏，往往由于久病致虚，表现为腰酸膝痛，有梦而遗，失眠多梦，四肢无力，手足心热，性功能减退，苔薄白腻，质红，脉细数弦。徐老辨证重点抓住虚实两方面，消补兼施，通涩同用，补肾导湿，自拟草菟汤加减，该方由萆薢分清饮和菟丝子丸加减而成，程钟龄曰："补肾，菟丝子丸主治；导湿，萆薢分清饮主之。"方药：萆薢 10 g，菟丝子 10 g，云茯苓 10 g，车前子（包）10 g，泽泻 10 g，川断 10 g，沙苑子 10 g，石菖蒲（包）3 g，生甘草 3 g 等。方中萆薢、菟丝子除湿而不伤阴，补肾而又不腻湿；云茯苓、车前子、泽泻渗利导湿，分清去浊；川断、沙苑子益肾填精，滋阴和阳；石菖蒲豁痰开窍；甘草调和诸药。随证加减：有性功能障碍者，加枸杞子 10 g；会阴下坠明显者加服补中益气口服液；睾丸胀痛明显者加川楝子 10 g，枸橘李 10 g；口干欲饮者加天花粉 10 g。

（二）湿热为重

本型以实证为主，湿热偏重，发病病程较短，年龄较轻，多有龟头炎、睾丸炎、包皮过长为诱因，小便黄而少，浑浊而有沉淀，尿频尿急，尿道灼热刺痛明显，少腹会阴部胀痛，大便干结，努责尿道滴白量多，口干而苦，苔黄厚腻，脉弦而数。肛指检查前列腺肿大，压痛明显，前列腺液常规中脓细胞指数高。徐老辨证该型主要以湿热证为依据，尿道灼热刺痛为主要症状，治拟清热化湿通淋，自拟前列腺 I 号方加减，

方药：银花藤 30 g，紫花地丁 30 g，荔枝草 15 g，黑山栀 15 g，车前子（包）10 g，淡竹叶 6 g，野菊花 30 g，三棱、莪术各 10 g，丹参、丹皮各 10 g 等。方中主要以清热化湿解毒之银花藤、紫花地丁、荔枝草、黑山栀、野菊花、车前子等组成，同时加入丹参、棱莪术以活血化瘀通络，使前列腺之肿痛得以改善。随证加减：伴有血精者加女贞子 10 g，旱莲草 10 g；睾丸酸胀明显者加宣木瓜 10 g、汉防己 10 g；滴白明显者加金樱子 10 g、芡实 10 g。

（三）瘀血为重

本型往往病程较长，小便滴沥不畅，终末尿滴白量少，会阴部刺痛明显，痛引睾丸、阴茎、少腹与腰部，舌质紫暗，有瘀斑，皮肤干燥而枯槁，前列腺肛指为质地较硬，或有结节，前列腺液中夹有红细胞。徐老辨证该型主要抓住瘀血一证，表现为会阴部刺痛，舌质暗等症状，治拟活血化瘀通淋，自拟前列腺Ⅲ号方加减。方药：丹参 10 g，红花 6 g，炙乳香 10 g，炙乳没 10 g，赤芍 10 g，泽兰 10 g，川楝子 10 g，香附 6 g，王不留行（包）10 g，小茴香 6 g 等。方中以丹参、红花、炙乳没、赤芍活血化瘀；泽兰、川楝子、香附理气通淋；王不留行理气散结；小茴香温通经络，引药归经。随证加减：腰酸明显者加杜仲 10 g，怀牛膝 10 g；纳食不香者加炙鸡金 10 g；小便分叉者加陈葫芦 30 g。

（四）肝郁为重

本型以肝郁气滞症状为主，患者大多为内向型性格，多愁善感，遇事不能自解，情志不畅，郁闷不舒，急躁易怒，右胁部时有胀痛，小便滴沥不尽，夜尿频数，有分叉而无力，尿线变细，尿道自觉常有不明原因的、无法形容的不适感，会阴及睾丸坠胀，舌质红，苔薄白，脉细弦。徐老辨证该型，抓住肝郁一证，表现为心情不畅，主诉较多，着重疏肝解郁，理气通淋，同时强调心理诱导尤为重要，自拟前列腺Ⅱ号方加减。用药：青皮、陈皮各 10 g，延胡索 10 g，川楝子 10 g，枳壳 10 g，香附 6 g，龙胆草 3 g，当归 10 g，小茴香 6 g 等。方中青皮、陈皮、延胡索、川楝子、枳壳均有疏肝解郁之功；龙胆草泻肝清热；当归加强养血活血；小茴香温通理气。随证加减：阳痿者加九香虫 6 g；腰酸明显者加枸杞子 10 g，菟丝子 10 g；阴茎胀痛者加赤芍 10 g；夜寐不安和伴有轻度神经衰弱者加酸枣仁 10 g，牡蛎 20 g。

（五）肾阴不足

该型为典型的虚症，主要表现为肾阴不足的症状，患者多有手淫史，或房劳过度史，小便不适，滴滴不畅，会阴部隐隐作胀，肛门下坠明显，心悸汗出，口渴欲饮，腰膝酸软，耳鸣，足跟疼痛，溲黄而干，有梦而遗，五心烦热，午后潮热生火，神疲乏力，多伴有性功能障碍，如阳痿、早泄，脉细而数，舌红苔少，中有裂缝或剥苔，前列腺常规（EPS）：pH＞7.5，卵磷脂少。徐老辨证该型，抓住由肾虚引起的一系列阴虚内热症状，前列腺常规 pH＞7.5，特别对于病程较长，有长时间运用高级抗生素史，前列腺硬结明显，徐老首先提出酸甘化阴法，自拟酸甘化阴汤加减，方药：乌梅10 g，五味子 10 g，白芍 10 g，天花粉 10 g，生地 10 g，黄精 10 g，制首乌 10 g，海藻10 g，昆布 10 g 等。方中乌梅、五味子酸甘化阴；白芍、天花粉、生地、黄精滋阴生津；制首乌养血生津；海藻、昆布软坚散结。徐老认为凡酸性药物，如乌梅、五味子，从西医学角度来看，均有较强的抗菌力度，对金黄色葡萄球菌尤为有效。随证加减：早泄者加莲须 10 g，芡实 10 g；阳痿者加露蜂房 10 g；会阴肛门下坠明显者加黄芪10 g，党参 10 g。

慢性前列腺炎多表现为腰骶、下腹、会阴等处广泛疼痛和不适感，同时伴有性功能障碍，经久不愈，反复发作，故患者焦虑悲观无望，从而多思多虑，失眠多梦，精神萎靡不振，记忆力减退，对疾病非常重视，难于自拔，徐老在药物治疗的同时非常注重心理治疗，解答患者疑问，消除不必要的顾虑，给患者树立治愈疾病的信心，有时可以受到事半功倍的疗效。

三、徐福松妙用石菖蒲治疗男科病之经验

（一）清热化湿，引药归处

《本草从新》认为石菖蒲"去湿除风，逐痰消积……"《日华子本草》认为本品"除风下气，丈夫水肿……涩小便，杀腹脏虫及蚤虱……"徐老自拟治疗前列腺疾病著名方剂之一萆薢汤，方药组成：石菖蒲 3 g，萆薢、菟丝子、五味子、益智仁、宣木瓜、生薏苡仁、车前子（包）、台乌药各 10 g。在此石菖蒲作用有：①现代药理学证实，石菖蒲对细菌性前列腺炎有杀菌抑菌作用。②前列腺疾病多以湿热为标，肾虚为本，石菖蒲有清热化湿之功效。③由于石菖蒲芳香而散，利九窍，香窜疏达，可作为引经药使药力归至患处。《本草纲目·卷十九·菖蒲》有"石菖蒲归手少阴、足厥阴经，男性诸多脏器均分布于少阴、厥阴经之上"的记载，所以徐老在治疗男科病中善用石菖蒲亦为此意。临床上男科病中大凡因湿热下注而引起的病变，如早泄、逆行射精、性功能障碍等，均可采用石菖蒲治疗，疗效显著。

（二）开通精道，疏畅精液

《雷公炮制药性解》曰："香窜疏达，善开通心窍……"《本草从新》曰："辛苦而温，芳香而散，开心孔，利窍……"徐老运用石菖蒲治疗男子射精障碍症，每收佳效。射精障碍主要有不射精、射精不畅、无快感、射精量少等症状。其病理机制多为心火亢盛，引动相火，下扰精室，精关不利；湿热内蕴，客于宗筋，精窍痹阻；或长期过度忧郁，气滞于肝，肝气郁结，疏泄失职，精窍不利。可见精窍痹阻为其主要病理机制。徐老自拟射精 I 号，方药：麻黄 6 g，石菖蒲、急性子、紫石英、枸杞子、延胡索、当归、白芍药、柴胡各 10 g，路路通 20 g。石菖蒲为芳香之品，用量过大刺激胃肠道会影响脾胃功能，在一般情况下用 3 g，疏肝解郁治阳痿时用 6 g。本方中石菖蒲用量达 10 g，增强开通精道、疏畅精液之作用，这也是徐老用石菖蒲的一大特点，即注重不同病证中石菖蒲剂量的变化。

（三）宁心安神，疏肝解郁

《重庆堂随笔·卷下》曰："石菖蒲舒心气，畅心神，怡心情，益心志，妙药也……借以宣心思之结而通神明。"即石菖蒲有宁心安神、疏肝解郁的功效。有报道石菖蒲亦有弛缓肌肉痉挛的作用，可改善局部血液循环。徐老根据石菖蒲这一功效治疗男子精神性阳痿，效果较佳。此类患者大多所欲不遂，忧思郁怒，肝气郁结，宗筋所聚无能，遂致阳痿发生。《辨证录》云："人有少年之时，因事体未遂，抑郁忧闷，遂致阳痿不振，举而不刚。"同时胆气不足，易受惊恐，伤及肾精，肾气失助，助充无力，故临时不兴，萎弱不举。叶天士云："阳痿……亦有因惊恐而得者，盖恐则伤肾，恐则气下。"此类患者多处于不同程度的紧张、恐惧、抑郁、焦虑、苦恼等精神状态中，徐老根据心神不宁和肝气不疏而分别自拟起痿Ⅲ号和起痿Ⅰ号。起痿Ⅲ号：茯神、炙远志、酸枣仁各10 g，丁香6 g，小茴香6 g，续断10 g，山药30 g，山茱萸10 g，石菖蒲6 g，功效为宁心安神，起痿。起痿Ⅰ号：石菖蒲6 g，青皮、陈皮、柴胡、当归、沙苑子、韭菜子、淫羊藿、枸杞子各10 g等，功效为疏肝解郁起痿。

（四）结语

石菖蒲性温味辛，归心脾经，具有化痰开窍，化湿和中的功效。徐老在其基本功效的基础上灵活应用治疗男科病，用其清热化湿、引药归经治疗前列腺疾病；开通精道、疏畅精液治疗射精障碍；宁心安神、疏肝解郁治疗阳痿等，均取得满意疗效。

四、徐福松用枸橘汤加味治疗睾系疾病之经验

枸橘汤出自《外科全生集》，功效：活血行气，消痰软坚。徐福松教授在其原方的基础上加减化裁，变方如下：枸橘李、川楝子、青皮、陈皮、赤芍、泽兰、泽泻、秦艽、土茯苓各 10 g，生甘草 5 g。方中枸橘李、青皮、陈皮、川楝子疏肝理气，行气分之郁滞；赤芍、泽兰活血通瘀，行血分之瘀邪；土茯苓、泽泻增强活血除湿功效；秦艽止痛消胀通络。徐老根据睾系病不同特点，运用枸橘汤加味治疗男科睾系疾病，如睾丸炎、附睾炎、附睾结节、鞘膜积液、精索静脉曲张等，其病理机制多为肝经湿热，热毒内蕴，虫积阻络，血脉瘀滞等。

（一）医案案例

 病例 1：睾丸炎

某男：30 岁，已婚，首诊日期：1998 年 7 月 28 日。

主诉：患者 1992 年 6 月不明原因出现会阴部不适，双侧睾丸疼痛，以刺痛为主，至某医院就诊，诊断为急性睾丸炎，予以抗生素抗感染治疗，病情有所控制，但日后一直感到双侧睾丸隐隐作痛。刻下双侧睾丸疼痛，以刺痛为主，腰膝酸软，排尿无力，大便干燥，溲黄，苔薄白，质淡，脉细数。中医证属子痈（气滞血瘀，久病入肾）。治拟理气散结，温肾散寒。用方枸橘汤加味，用药：枸橘李、川楝子、青皮、陈皮各 10 g，生黄芪 20 g，枸杞子 10 g，干蜈蚣 2 条，昆布 10 g，川断 10 g，秦艽 10 g。用药月余，睾丸不适基本消失，腰酸膝软好转，再以前方巩固治疗。

 病例 2：附睾炎

某男，29 岁，已婚，首诊日期：1998 年 7 月 29 日。

主诉：患者有附睾炎急性发作史，曾经治疗后好转，本次发病因劳累受寒而复发，右侧附睾胀痛难忍，下坠沉重不适，腰酸乏力，口干口苦，尿频，纳食尚可，夜寐安和，苔薄白腻，质红，脉弦数。入院前曾做睾丸 B 超检查示：右侧附睾回声增强，符合慢性

附睾炎。体检：右侧附睾头部可扪及黄豆大小结节，质中，压痛明显。中医证属子痛（湿热下注，气滞瘀阻）。治拟清热化湿，理气化瘀散结。用方枸橘汤加味：枸橘李、川楝子、延胡索、青皮、陈皮、泽兰、泽泻、车前子（包）、柴胡、丹皮、丹参、台乌药、怀牛膝各 10 g。服药 2 周后睾丸坠胀不适明显好转，小便通畅。1998 年 8 月 20 日再次就诊时已无不适，门诊巩固治疗 1 个月后复查睾丸 B 超未见睾丸、附睾异常。

病例 3： 附睾结节

某男，70 岁，已婚，首诊日期：1998 年 5 月 20 日。

主诉：患者双侧睾丸坠胀疼痛 2 月余。3 月份开始出现睾丸坠胀感觉，行走或劳倦时加剧，平卧时减轻，自扪睾丸处有一小结节，压之疼痛，并向腹股沟方向放射，精神尚可，夜寐安和，二便调和，苔薄白，质暗，脉细。睾丸检查：右侧附睾扪及 1 cm×2 cm×1 cm 大小结节，质中，压痛明显，左侧附睾可扪及 1 cm×1 cm×1 cm 结节，质中有压痛。中医证属子痰（气滞血瘀）。治拟理气消滞，化瘀散结。用方枸橘汤加味：全枸橘 10 g，延胡索 10 g，葫芦巴 20 g，小茴香 6 g，佛手 10 g，刘寄奴 20 g，马鞭草 20 g，失笑散（包）10 g。治疗 2 周后症状消失，再巩固治疗 1 个月后检查：右侧附睾结节 0.5 cm×0.5 cm×1 cm，左侧附睾结节消失。

病例 4： 睾丸鞘膜积液

某男，34 岁，已婚，首诊日期：1998 年 7 月 7 日。

主诉：患者左侧睾丸胀痛加剧 1 周。平素自觉睾丸胀痛不适，有下坠感，曾予以青霉素、诺氟沙星等治疗均未奏效，近 1 周来症情加剧，收治入院。体检：右侧附睾呈球状，质地略硬，触痛明显，睾丸 B 超检查提示：右侧鞘膜积液，右侧睾丸 3.1 cm×1.3 cm×1.8 cm。苔白腻，质暗，脉弦。中医证属水疝（气滞血瘀）。治拟理气化瘀散结。用方枸橘汤加味，枸橘李 10 g，桃仁 10 g，红花 6 g，青皮、陈皮各 10 g，炙乳香、没药各 10 g，川楝子 10 g，泽泻 10 g，马鞭草 20 g。治疗月余，睾丸胀痛消失，再巩固治疗 1 个月，睾丸 B 超检查未见异常。

病例 5： 精索静脉曲张

某男，28 岁，已婚，首诊时间 1998 年 7 月 23 日。

主诉：患者左侧阴囊肿胀伴隐痛年余，自诉有用力过度史，平时劳累后加剧，休息后好转，曾在多家医院治疗，效果不明显。体检：左侧精索肿胀，可触及精索静脉曲张，压痛存在，苔薄白，质暗红，有瘀斑。中医证属筋疝（气滞血瘀阻络）。治拟理气活血通络。用方枸橘汤加味，用药：枸橘李、泽兰、泽泻、青皮、陈皮、赤芍各10 g，马鞭草20 g，小茴香6 g，延胡索10 g，茯苓10 g。药后症状好转，连续服药20剂，下坠隐痛消失，但体检精索静脉曲张仍存在，患者自感满意。

（二）结语

睾丸炎和附睾炎均属于中医"子痈"范畴，往往同时兼病，表现为睾丸肿大疼痛，向腹股沟和少腹部放射，睾丸有明显压痛。睾丸炎常继发于附睾炎，因此附睾多增大，有隐痛坠胀。病理机制为湿热下注，热毒内蕴，用枸橘汤加味分利湿热，清热解毒，疏肝解郁。附睾结节中医证属"子痰"，为有形之结节，故软坚散结为其治疗要点，加用海藻、昆布、牡蛎治疗。鞘膜积液中医证属"水疝"，患者自觉睾丸重胀不适，多由睾丸外伤、丝虫感染、血瘀阻络、水液不行而成本病。在附睾结节和鞘膜积液两病治疗时徐老往往加用马鞭草、刘寄奴，两药具有杀虫化痰、软坚散结之功，临床有奇效。精索静脉曲张，中医证属"筋疝"，主要表现为睾丸下坠和胀痛感，疼痛可向下腹部、腹股沟或腰部发散，站立过久或行走劳累则症状加重，病理机制多为气滞血瘀，治以理气化瘀之枸橘汤加味疗效显著。

五、徐福松运用酸甘化阴法治疗男科病之经验

（一）医案案例

病例1：癃闭（前列腺增生症）

黄某，男，60 岁。

主诉： 患者 1 年前自觉排尿不畅，尿等待，有分叉，排尿时间明显延长，尿滴沥不尽，夜尿 4 次左右。近日症状加剧，来院后做前列腺 B 超检查示：前列腺肥大Ⅲ度，残余尿 105 ml。刻下：排尿不尽，午后潮热升火，手足心烦热，头晕耳鸣，腰酸乏力，口干欲饮，皮肤干燥无华，大便干燥不畅，苔少舌质红，有裂纹，脉细而数。证属阴虚火旺之癃闭，治拟滋阴降火。用二海地黄汤加减：生熟地、山萸肉、云茯苓、天花粉、怀牛膝、泽兰叶、海藻、丹参、昆布、车前子（包）各 10 g。服药 2 周，小便症状明显改善，夜尿 2 次左右。继续服药 1 月，小便不畅改善，夜尿 1 次。做前列腺 B 超复查示：前列腺Ⅰ度肥大，残余尿 10 ml，患者腰酸乏力、潮热升火、头晕耳鸣等主诉消失。

按： 徐老认为，前列腺增生症可分两大类型，一者为膀胱湿热型，二者为阴虚火旺型。老年患者气血津液不足，津液生成输布失调，所以阴虚火旺型较为常见。徐老根据辨证自创酸甘化阴法，自拟二海地黄汤加减，治疗阴虚火旺型前列腺增生症，临床疗效明显。在组方过程中，徐老尤为喜用海藻、昆布二药，配合酸甘化阴散积消肿，以望缩小前列腺增生，可谓别具巧思。《本草从新》曰："海藻，苦能泄结，咸能软坚，寒能泻热，消瘰疬结核、症瘕阴溃之坚聚；昆布，多服令人瘦消。"

病例2：慢性前列腺炎

袁某，男，31 岁。

主诉： 排尿不畅加剧 1 周，有慢性前列腺炎病史 3 年，曾在外院长期使用大量高

级抗生素治疗，如头孢曲松、阿奇霉素等，病情未得到控制。刻下神疲乏力，腰膝酸软，口干欲饮，遗精多梦，五心烦热，午后潮热，手足心汗出，舌红苔少，脉细数。前列腺肛门指检：前列腺饱满，质地硬。前列腺液常规检查：脓细胞（＋＋），卵磷脂（＋）。证属肾阴不足，治拟滋阴降火通淋。徐老自拟酸甘化阴汤合萆薢汤治疗。用药：乌梅、五味子、车前子（包）、诃子肉、萆薢、菟丝子、益智仁、宣木瓜、桑螵蛸、云茯苓各10 g，石菖蒲（包）3 g，煅牡蛎、煅龙骨各20 g。服药7剂病情明显缓解，稍有胸闷胁胀，加广郁金、柴胡以疏肝理气，再续服方药14剂，小便症状明显好转，门诊随访1个月，复查前列腺常规示：脓细胞少许，卵磷脂（＋＋＋）。

按：徐老认为，慢性前列腺炎多为虚实夹杂之证，肾虚为本，湿热为标，常选用自拟萆薢汤治疗，但该患者由于病程较长，而且有长期使用高级抗生素的病史，病情迁延不愈，前列腺质地硬而饱满，故徐老首先以酸甘化阴消结为主，然后配合萆薢汤治疗，协同达到滋阴消肿，清热散结通淋之功。辨证正确，自然药到病除。

病例3：精液不液化症

叶某，男，35岁。

主诉：婚后4年性生活正常但始终不育，女方妇科检查未见异常，男方多次精液常规检查：液化时间2h以上，活力35％，曾至多处男科不育门诊求治，均未奏效。刻下：口干欲饮，多梦而遗精，手足心热，心烦不眠，舌质红而少苔，脉细弦。证属阴虚火旺，治拟酸甘化阴，方用乌酸甘草汤加减治疗，用药：乌梅、白芍、天花粉、黄精、枸杞子、泽泻、首乌、生地各10 g，甘草5 g，鸡血藤20 g。同时加服五子补肾丸。连续门诊服药4个月后，复查精液常规示：液化时间30 min，活力55％，半年后有子。

按：精液不液化在中医辨证为阴虚火旺，湿热内蕴为多，由于房劳过度，肾精过耗，或劳心尤甚，或五志化火，耗损精液，而致热盛伤阴，阴虚火旺，精液受灼而浓缩，致黏稠难化。西医目前治疗精液不液化口服维生素C等酸性活剂，与徐老酸甘化阴法相一致。中医认为："阳化气，阴成形。"精液属阴津，精液的液化依靠阳气的气化作用，故阴阳之平衡才能完成其基本功能。肾阴不足而化火，熏灼津液，而造成精液不液化。甘酸化阴法滋阴降火，使阳气得以生化，阴阳得以平衡，则精液自能液化。

（二）结语

朱丹溪《格致余论》曰："人之情欲无涯，引起相火妄动，阴精耗损。"他认为即使在正常生理状态下，人体也存在着"阳常有余，阴常不足""气常有余，血常不足"。故《内经》论"年四十阴气自亏而起居衰矣""男子六十四岁而精绝……夫阴气之成，只供得三十年之视听言动而先亏矣"。男子精液即阴津，耗损较多遂成阴亏而生内火，阴阳之平衡失调而生诸病。

六、徐福松诊治前列腺增生症之经验

前列腺增生症，中医证属癃闭范畴，病因病理机制复杂多端，有膀胱湿热者，阴虚火旺者，肾阳虚衰者，脾气虚弱者，瘀血内阻者，肺气郁痹者，肾虚湿热者。临床以膀胱湿热，阴虚火旺两型居多，徐老辨其虚实，消补兼施，通涩同用，药证相符，投之捷效。

（一）膀胱湿热型

膀胱湿热，多因过食辛辣厚味，酿湿生热，或湿热瘀积，肾热下移膀胱，膀胱积热，气化不利而成癃闭。《诸病源候论》曰："小便不通，由膀胱与肾俱热故也。"患者小便滴沥不爽，小便灼热黄赤，欲解不利，少腹胀满，甚则小便不通，涓滴难行，大便硬结，舌质红，苔黄腻，脉数，证属癃闭，膀胱湿热，治拟清热化湿通淋，徐老自拟公英葫芦茶加减治疗，临床每每加入小茴香、台乌药则疗效更佳，药到病除。

 病例：

丁某，男，60岁。

主诉：小便滴沥不畅2年。患者2年前因夜尿增多，小便不畅而至医院就诊，诊断为前列腺增生症，一直未予以正规治疗。后小便滴沥不尽，尿等待，夜尿4～5次，小腹胀满，口干欲饮，大便硬结不畅，小便黄赤，口臭形体偏胖，查前列腺B超示：前列腺腺体体积50 mm×39 mm×32 mm，质地欠均，残余尿25 ml，舌质红，苔黄腻，脉数，证属癃闭——膀胱湿热，治拟清热化湿通淋，用方：公英葫芦茶加减，用药：冬葵子10 g，车前子（包）10 g，瞿麦10 g，萹蓄10 g，王不留行（包）10 g，蒲公英10 g，陈葫芦30 g，莪术、三棱各10 g，藿香6 g等，服药14帖后小便较前明显畅通，夜尿2～3次，腹胀好转，再以前方加小茴香6 g，台乌药10 g，服药14帖后，小便畅达，夜尿1次，复查前列腺B超示：前列腺腺体体积48 mm×34 mm×30 mm，质地均匀，残余尿（-），嘱忌酒和辛辣等刺激性食品。

（二）阴虚火旺型

阴虚火旺多因房事过度，欲念放纵，以致肾阴亏损，虚火上炎，阳无以化火，水液不能下注膀胱，仲景所谓："阴虚则小便难"是也。患者小便频数，夜尿增多，淋漓不尽，手足心发热，口干欲饮，头晕耳鸣，腰膝酸软，大便干燥不畅，舌质红苔少，有裂纹，脉细而数，证属癃闭——阴虚火旺，治拟滋阴降火，徐老自拟乌梅甘草汤治之，以达酸甘敛阴，软坚散结通淋之功。如同时伴有尿失禁，加用鬼箭羽双向调节，临床收效显著。

 病例：

黄某，男，60岁。

主诉：进行性排尿不畅1年。患者于1年前自觉排尿不畅，时有分叉，排尿时间延长，尿滴沥不尽，夜尿4次左右，近日症状加剧来院就诊，做前列腺B超检查示：前列腺肥大，残余尿52 ml，主诉午后潮热升火，手足心发热，头晕耳鸣，腰酸，口干欲饮，皮肤干燥无华，大便干结不畅，舌质红，苔少，有裂纹，脉细而数。证属癃闭——阴虚火旺，治拟滋阴降火，用方：乌梅甘草汤加减，用药：乌梅10 g，白芍10 g，诃子肉10 g，黄精10 g，五味子10 g，泽兰10 g，泽泻10 g，车前子（包）10 g，海藻10 g，昆布10 g，煅龙牡20 g，服药14帖后，滴沥不尽、尿急、夜尿次数均有明显好转，时有腰酸存在，口干欲饮，前方加天花粉10 g，川断10 g，鬼箭羽30 g，可通利小便，又有活血化瘀之功，14帖中药后症状基本消失，夜尿1次左右，复查前列腺B超示：残余尿10 ml。

（三）肾阳虚衰型

肾阳虚衰多因年老体弱，肾阳虚弱，命门火衰气不化水，是以"无阳则阴无以化"，而致尿不能尽出；或因肾气不足，气化不及洲都，膀胱传送无力，《辨证奇闻》曰"命门火衰而膀胱之水闭矣。"患者小便滴沥不尽，排尿无力，尿液澄清，面色㿠白，神疲乏力，畏寒肢冷，腰膝酸软，舌质淡而胖，有齿印，苔薄白，脉细弱，证属癃闭——肾阳虚衰，治拟温补肾阳，用方：济生肾气丸加减。

 病例：

刘某，男，71岁。

主诉：尿频不尽感 1 年多，夜尿最多 10 余次，排尿淋漓不畅，曾至某医院做 B 超检查示：前列腺Ⅱ度增生，予以前列康治疗无效。刻下尿不畅，恶寒怕冷，面色无华，少气懒言，腰脊酸软，反应迟钝，舌质淡胖，苔白而腻，脉细无力，证属癃闭——肾阳虚衰，治拟温补肾阳，用方：济生肾气丸加味，用药：熟附片 6 g，肉桂（后）2 g，熟地 10 g，怀山药 30 g，泽泻 30 g，茯苓 10 g，车前子（包）10 g，怀牛膝 10 g，王不留行（包）10 g，山萸肉 10 g，川断 10 g，服药 30 帖后小便症状好转，恶寒症状有所改善，夜尿 3～4 次，以前方巩固治疗，病情基本稳定，小便尚畅通，夜尿 1～2 次。

（四）脾气虚弱型

脾气虚弱多因脾胃升举无力，生化津液无源，影响下焦之气化，脬气不利，《素问》所谓："脾病不及，则令人九窍不通。"患者小便不尽，滴沥不畅，夜尿频数，尿等待，或量少而不爽，腹重肛坠，似欲大便，神疲气短，大便稀薄而溏，纳食不香，身体倦怠，舌质淡，苔薄白，脉细弱，证属癃闭——脾气虚弱，治拟益气健脾，用方：老人癃闭汤加味为宜。

 病例：

刘某，男，65 岁。

主诉：排尿滴沥不畅 1 年。有前列腺增生病史 5 年多，有胃大弯溃疡手术切除史，夜尿 4～5 次，小便色清，少腹及尿道有下坠感，肛门下坠似有便意，神疲乏力，少气懒言，面色不华，恶寒怕冷，大便不成形。前列腺 B 超示：前列腺Ⅲ度增生，残余尿 135 ml，舌苔薄白，质淡胖有齿印，脉细弱，证属癃闭——脾气虚弱，治拟益气健脾，用方：老人癃闭汤加味，用药：党参 10 g，黄芪 10 g，茯苓 10 g，莲须 10 g，萆薢 10 g，车前子（包）10 g，肉桂（后）2 g，晚蚕砂（包）10 g，台乌药 10 g，王不留行（包）10 g，服药 14 帖后排尿症状明显改善，精神渐增，加服补中益气口服液和缩泉丸，以前方出入再服 30 帖，病情基本痊愈，前列腺 B 超示：前列腺Ⅰ度增生，残余尿 10 ml。

（五）瘀血内阻型

瘀血内阻多因痰瘀交阻，痰、瘀、败精、瘀血内停，阻塞膀胱，经络受阻，膀胱气化不利，水道不通而成癃闭。《景岳全书》云："或以败精，或以槁血，阻塞水道而不通也。"患者小便滴沥不畅，尿细中断甚至点滴不出，少腹刺痛隐隐，面色枯槁晦暗，舌质紫暗，有瘀斑，脉沉而涩，证属癃闭——瘀血内阻，治拟活血化瘀通淋，徐老运用下瘀血汤加味，每每验效，方中加入宣木瓜协同达到治疗目的。

 病例：

陈某，男，70岁。

主诉：小便次数增多1年，夜尿4～5次，有中断现象，尿如细线，少腹胀满隐痛，有前列腺增生并发急性尿潴留插导尿管病史，时下天气转冷，患者尿频，夜尿增多，生活不便而来再次就诊，前列腺B超示：前列腺Ⅲ度增生，残余尿150 ml，面色枯槁而暗，舌质紫暗，有瘀斑，苔薄白，脉沉涩，证属癃闭——瘀血内阻，治拟散瘀行水，用方：下瘀血汤加味，用药：桃仁10 g，红花6 g，制大黄6 g，地龙10 g，泽兰10 g，泽泻10 g，王不留行（包）10 g，瞿麦10 g，宣木瓜10 g，马鞭草20 g等，服药20帖后症状缓解，夜尿1～2次，患者纳食不香，大便不畅，前方加炙鸡金10 g，全瓜蒌18 g，服药1月后，夜尿1次左右，前列腺B超复查示：前列腺Ⅰ度增生，残余尿15 ml，继续门诊巩固治疗，病情稳定。

（六）肺气郁痹型

肺气郁痹型多因感冒风寒，肺气不宣，肺失肃降，肺肾同源，肾与膀胱相表里，膀胱气化不利，所谓"口窍不通则下窍不利"。患者小便不畅，多有过敏性鼻炎史，茎中作痛，口干欲饮，痰多而黏，舌质红苔白腻，脉滑，证属癃闭——肺气郁痹，膀胱气化不利，治拟清泻肺热，疏通水道，用方：苍耳子散合枇杷开肺汤加减，达到提壶揭盖之功。

 病例：

李某，男，64岁。

主诉：小便滴沥不畅3年。患者有过敏性鼻炎史，慢性咳嗽肺气肿史，有前列腺增生病史，每年冬春季节发作尤甚，小便点滴不畅，咳嗽气喘而痰多，动则气急，小腹作胀，夜尿5～6次，纳食不进，口渴喜饮，大便秘结，三日一行，苔白而腻，质红，脉弦滑，证属癃闭，肺气郁痹，肺肾同病，膀胱气化不利，治拟清热泻肺，疏利水道，用方：苍耳子散合枇杷开肺汤。用药：苍耳子10 g，辛夷5 g，黄芩10 g，桑白皮10 g，杏仁10 g，猪茯苓10 g，葫芦巴10 g，干地龙10 g，泽兰10 g，泽泻10 g，生大黄（包）3 g。服药14剂，鼻道畅通，气急症状好转，大便通畅，再以前方巩固治疗1个月，小便症状改善明显，夜尿1～2次。

（七）肾虚湿热型

肾虚湿热型，多因久病及肾，虚实夹杂，湿热下注膀胱，膀胱气化不利而致小便不畅，久肾虚，肾气不足，命门大衰，气不化水而成癃闭。患者小便滴沥不尽，小腹隐隐作胀，尿道时有灼热不适，头晕耳鸣，腰膝酸软，足跟疼痛，动则汗出，恶寒怕冷，神疲乏力，苔薄黄，质淡红，脉细弦，证属癃闭——肾虚湿热，治所益肾清利，徐老自拟萆薢汤加减，以萆薢分清饮、菟丝子丸合而为一，而达补虚泻实之功。正如程钟龄曰："补肾，菟丝子丸主之；导湿，萆薢分清饮主之。"补肾导湿，每收良效。徐老用此方，抓住小便失禁、小便不畅为要点，辨证正确则药到病除。

 病例：

马某，男，82岁。

主诉：小便不畅，滴沥不尽，尿失禁2年，患者有前列腺增生史10年，夜尿6～8次，尿失禁，肛门小腹作胀不适，腰酸背痛，耳鸣耳聋，恶寒怕冷，神疲乏力，前列腺B超示：前列腺增生Ⅱ度，残余尿90 ml，舌质红，苔薄黄，脉细弦，证属癃闭——肾虚湿热，治拟益肾清利，补虚泻实。虚则小便统摄无权，肾不纳气，精不化气，实为病之根本，温肾益肾气旺而尿路开，同时清膀胱湿热而使气化得当。用方：萆薢汤加味，用药：萆薢10 g，菟丝子10 g，车前子（包）10 g，台乌药10 g，川断10 g，枸杞子10 g，宣木瓜10 g，鬼箭羽15 g，泽兰10 g，泽泻10 g，石菖蒲（包）3 g等。服药14剂后小便能自控，但仍不畅，夜尿2～3次，再以前方出入加马鞭草15 g，服药2个月，小便明显畅通，夜尿1～2次，前列腺B超示：前列腺Ⅰ度增生，残余尿10 ml。

七、徐福松诊治阳痿八法

（一）滋阴降火法

阴虚火旺证多见于青壮年，有手淫史，阳物能举，但临时即软，时有早泄，心悸出汗，精神紧张，口渴喜饮，腰膝酸软，足跟疼痛，午后潮热升火，夜寝不安而梦多，脉细数，舌红苔少，或有剥苔，或龟裂。徐老认为肾阴亏损，虚火炽盛，灼伤先天肾精，导致阴精耗损，宗筋失养而成阳痿，治拟滋肾阴、降相火，徐老选用二地鳖甲煎加减。方中生地、熟地、天花粉、生鳖甲、菟丝子、枸杞子填精补肾，茯苓、丹皮清泄相火，固精保阴。滋阴降火，填精益肾为全方之功，肾阴充足则阳器勃举有力。

 病例：滋阴法

顾某，33岁，阳痿病史10年，曾有好转，但反复发作，有时举而不坚，时有早泄，心悸易汗，口干喜饮，腰膝酸软，足跟疼痛，潮热盗汗，入夜梦多而遗精，舌质红有裂纹，脉细弦。用二地鳖甲煎加减：生地、熟地、天花扮、生鳖甲、菟丝子、川断、云茯苓、丹皮、五味子各10 g，药后2周阳痿未见好转，但腰膝酸软、潮热盗汗、遗精等症状大为改观，再以前法加枸杞子10 g，服药1个月后阳痿症状基本消失，举而坚挺，但嘱其性生活有规律，不可房事过度。

（二）清利湿热法

湿热下注证多见于形体肥胖者，阴囊潮湿，尿后滴沥不尽，阴茎萎软，神疲乏力，口干口苦而黏，会阴部胀痛不适，腰酸膝软，小便黄赤，舌苔黄腻，脉来濡数。徐老认为湿热阻络、宗筋失养、蕴积成热、熏蒸肝胆、循经下注宗筋、阴器不用。《景岳全书》称："凡肝胆湿热以致宗筋弛纵者亦阳痿。"治拟清热利湿，同时不可忘记顾护肾气，所以徐老常用自创草菝汤灵活变通，方中草薢、木通、泽泻、车前子清热利温热，使邪从小便而出；当归、生地养血益阴；台乌药、石菖蒲理气解郁；菟丝子补肾填精；甘草调和诸药既能清湿热、利小便，又能养阴血，湿热除而阳痿自愈。

病例：利湿法

魏某，25岁，性生活障碍，勃起不坚1年多。患者阴茎萎软，神疲乏力，口干口苦而黏，小便频急而痛，尿后滴白，阴囊潮湿，会阴部隐隐胀痛，腰酸，小便色黄，舌苔薄黄腻，脉濡数，方用草薢汤加减：粉萆薢、菟丝子、台乌药、益智仁、云苓、车前子、五味子、川断各10g，石菖蒲15g。服药2周后阴茎已能勃起但时间不久，小便不适症状消失，阴囊潮湿好转，再以前方加枸杞子10g，干蜈蚣2条，治疗1个月后阳痿告愈。

（三）疏肝解郁法

患者多有情志不舒，工作繁忙而沉重，阳痿不起，或起而不坚，精神抑郁不畅，胸闷不舒，腹胀肋痛，时有性功能减退，舌质红暗，苔薄白，脉弦，治拟疏肝解郁。徐老认为忧思郁怒，肝气郁结，心想不成，抑郁伤肝，肝木不能疏泄而致阳痿不起，徐老选用自拟起痿Ⅰ号加减，方中柴胡、白芍疏肝解郁；香附加强疏肝理气之功效；仙灵脾、巴戟天补肾壮阳；全方配合使肝气得舒，宗筋得养而阳痿得愈。

 病例：解郁法

陈某，35岁，阳痿2个月。平时工作节奏较快，又因人际关系难处而情绪低落，精神不振，神疲倦怠，胸闷不舒，嗳气后得舒，纳少不香，失眠多梦，心悸不宁，舌苔薄白，脉细弦。方用起痿Ⅰ号，用药：柴胡、香附、当归、枸杞、青皮、陈皮、炒枣仁、巴戟天、仙灵脾各10g，炙甘草5g，服药1周后勃起功能正常，再以前方出入，巩固治疗2周，阳痿症状消失。后无反复。

（四）补肾壮阳法

多见于老年人，阳事不举，头晕耳鸣，面色苍白，畏寒肢冷，精神萎靡，腰酸膝软，精薄清冷，喜热饮，阳器和小腹部阴寒不适，舌苔薄白，质淡红，有齿痕。徐老认为：老年人房事不节，不知持满，肾精亏损，阴损及阳，或素体肾阳不足，命门火衰，精气虚惫，精不化阳，阳事不振，而成阳痿。徐师选用自拟熟地二香汤加减。方中仙茅、仙灵脾、锁阳、阳起石温肾壮阳，以壮阳事之活动；熟地滋补阴精；公丁香、广木香以温通宗筋；全方配合可使肾阴亏虚得以纠正，从而阳物自举。

病例：壮阳法

杨某，51 岁。5 年前老伴早逝，后又再婚，有高血压病史。平时头晕耳鸣，面色苍白，精神萎软，畏寒肢冷，腰膝酸软，小便短而数，口渴喜热饮，晨醒有勃起现象，但临事则痿，小腹阴冷，精液稀薄。方用熟地二香汤加减熟地、锁阳、阳起石、仙茅、仙灵脾、枸杞子各 10 g，公丁香、广木香各 6 g，治疗 2 周后无明显变化，但觉恶寒怕冷症状有所改善，前方加露蜂房 10 g、干蜈蚣 2 条，服药 4 周后阳物能举，并能同房，但时间较短再以前方出入巩固治疗后，症状基本告愈。

（五）活血化瘀法

多见于因外伤，或负重过度，或强力入房等损伤血络，或无明显外伤史，但病程日久，久病入络，而致血脉瘀滞、阳痿不起。患者时有腰酸，会阴部刺痛，舌质紫暗或有瘀斑，脉涩不利。徐老认为，外伤可致血脉妄行，久而成瘀，瘀滞精窍，真阳之气难达阴茎，遂成阳痿。选用红白皂龙汤加减。方中红花、皂角刺、地龙均有活血化瘀之功；白毛夏枯草、泽泻、车前子利湿通淋，邪去则正安，血脉通则阳痿自解。

病例：活血化瘀法

朱某，29 岁。患者结婚 5 年，经常酒后强力入房，房事后阴茎胀痛，曾至多处求治，均未奏效。头晕目眩，心烦梦多，腹部胀满不适，腰背部常有刺痛，舌质紫暗，苔薄白，脉涩。用方红白皂龙汤加减：红花、白毛夏枯草各 10 g，桃仁、皂角刺、地龙、泽泻、车前子、生蒲黄（包）、玄胡各 10 g。药后自觉腰痛好转，阴茎能举但不坚，前方加枸杞子 10 g，继服 2 周，阳痿治愈，嘱其不可酒后同房，并戒酒。

（六）脾肾双补法

本型以脾肾同病为治疗对象，患者阳事难起，面色萎黄，不思饮食，神疲乏力，少气懒言，心悸少寐，大便溏薄，腰酸膝软，畏寒喜热饮，舌淡苔少，脉细弱。徐老认为脾失健运，后天生化乏源，气血精液缺乏，精不化阳，无以温通肾阳，阳事不振而成阳痿。徐老自拟起痿壮阳汤，方中党参、白术、黄芪健脾益气；锁阳、仙茅温通肾阳；枸杞填精补肾；干蜈蚣振奋肾阳；诸药配伍共奏健脾温肾壮阳之功，则阳痿得愈。

病例：脾肾双补法

叶某，35岁，勃起功能不全1年。刻下不思饮食，神疲乏力，少气懒言，大便溏薄，腰膝酸软，畏寒喜热饮，舌质淡，苔薄白，脉细沉弱。用方起痿壮阳汤：党参、白术、锁阳、枸杞子、仙茅、韭菜子、菟丝子各10 g，黄芪15 g，干蜈蚣2条，药后2周勃起功能基本恢复正常，畏寒腰酸好转，再拟前方出入巩固治疗，2周后无不适。

（七）补肾宁神法

患者夜寐不安，情绪紧张，每临房事，甫门而痿，胆怯多虑，心悸易惊，遗精早泄，舌淡苔白，脉弦。徐老认为胆气不足，易受惊恐，伤及肾精，肾气失助，难充其力，故而痿弱不举，选用自拟起痿Ⅲ号方加减，方中茯神、酸枣仁、炙远志、龙牡共奏宁神定志的之效；杜仲温肾壮阳；石菖蒲引药入经；怀牛膝补益肾精，全方共奏补肾宁神之效。

病例：补肾宁神法

袁某，28岁，阳痿1个月。新婚半年，新婚当夜因过度紧张而勃起不能，情绪极度紧张，后每临房事，由于胆怯而不能挺举，自感无能，心理负担较大，夜寐不安，心悸易汗，遗精频频，偶有勃起但旋即萎软，久则腰酸乏力，苔薄白，舌红，脉弦。方用起痿Ⅲ号加减：茯神、酸枣仁、炙远志、杜仲、巴戟天、怀牛膝、楮实子各10 g，山药30 g，龙牡20 g，石菖蒲15 g，同时解除患者思想负担，明确诊断为功能性阳痿，经治疗2周勃起成功，恢复信心，性生活正常，心情舒畅。

（八）补益心脾法

多见于从事脑力劳动者，工作繁重，负担较大，纳食不香，夜寐不安，夜梦较多，大便溏薄，时有心悸心慌，面色不华，脉沉细，舌淡苔白，徐老认为患者思虑过度，心神受损，损及脾胃，脾虚不运，气血精液生化无源，无以温通肾阳，精气虚惫，精不化阳，阳器不振，而成阳痿。徐老选用归脾汤加减，方中黄芪、党参、白术、炙甘草健脾益气；当归、龙眼肉补血；木香行气解郁健脾，使补而不滞；茯神远志养心安神；共奏益气补血、健脾养心之功，同时方中可加用仙灵脾或升麻、柴胡以振兴阳道则痿疾自除。

病例：补益心脾法

马某，25 岁，阳痿 3 个月。患者结婚 2 年，工作非常繁重，时有熬夜，精神萎靡，腰酸腿软，失眠多梦，纳食不香，大便溏薄，心悸心慌，苔薄白，质淡红，脉细。方用归脾汤加减：党参、白术、茯神、酸枣仁、炙远志、补骨脂、当归各 10 g，黄芪 15 g，广木香 15 g，炙甘草 5 g，龙眼肉 10 g，服药 4 周后精神渐增，大便正常，能勃起但不坚，再以前方加枸杞、川断各 10 g 后，治疗痊愈，嘱其注意休息，不宜熬夜。

第二部分

孙建明临床经验

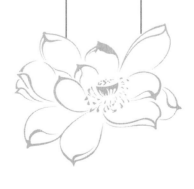

一、药物治疗良性前列腺增生的方法

良性前列腺增生（BPH）是老年男性最常见的疾病，良性前列腺增生在组织学上诊断为前列腺移行区内平滑肌和上皮细胞增生，几乎普遍出现于老年男性，可能是最常见的人类良性肿瘤。良性前列腺增生的发病率随着年龄的增长而增加[1]。在 60 岁以上男性中，有 50％已确诊为良性前列腺增生，75％的 70 岁以上男性出现一种或多种良性前列腺增生的症状。几乎所有满 90 岁的男性都会出现显微镜下可见的增生[2-4]。

良性前列腺增生临床表现为下尿路症状，其中包括小便间歇、尿频、用力、尿急、尿流细弱、尿不尽、夜尿。这些症状由膀胱颈部、前列腺、远端括约肌或尿道结构变形和功能异常造成的正常尿潴留或排尿紊乱引起[5-6]。然而，这些症状可由多种条件引起，其中良性前列腺增生是最重要和最常见的原因，但这些症状的存在不足以做出良性前列腺增生诊断[7]。良性前列腺增生很少会危及生命，但对生活质量（QOL）有明显的负面影响，并致使许多中老年男性寻求治疗。

良性前列腺增生的治疗目标是改善不良的症状、防止症状恶化、提高生活质量，并减少长期并发症（包括急性尿潴留、尿失禁、复发性尿路感染、肾功能不全）[8-11]。治疗方法包括观察等待、生活方式改变、药物治疗和大型手术或微创手术治疗。治疗方法的选择主要取决于症状的严重度和不良程度，以及患者根据其对有效性和不良反应的权衡，而做出的干预措施类型的选择。对于有中度或重度症状的男性，且生活方式改变后，症状改善不满意，前列腺增生药物治疗是有效的，与基线期相比，国际前列腺症状评分（IPSS）平均减少了 3～6 分（范围：0～35 分）。该评分有 4 分变化即意味着患者出现了明显不适，用于评估干预的临床意义或症状进展[12]。基于这一标准，大约有 60％的男性患者将在药物治疗后出现症状的明显改善[13-14]。

在以前金标准手术治疗的基础上，尤其是由于手术治疗引起的死亡风险和长期患病，对良性前列腺增生患者正不断尝试药物治疗方法，如 α－肾上腺素能受体阻滞剂、5α－还原酶抑制剂和植物药。除了传统的药物治疗，世界各地选择植物疗法（如锯棕榈、非洲臀果木、花粉提取物、中草药）作为替代或补充治疗的患者数量正在稳步增加[15-18]。目前良性前列腺增生的药物治疗方法，包括西药、植物药和中药。

（一） α - 肾上腺素能受体阻滞剂

α - 肾上腺素能受体阻滞剂（α - 受体阻滞剂）最初用作降压药。经证明，α - 受体阻滞剂可以通过阻断膀胱颈部、前列腺囊和前列腺组织本身大量存在的肾上腺素能受体来降低肌张力，抑制平滑肌收缩[19-20]。大量临床试验和系统综述已评价了α - 受体阻滞剂对良性前列腺增生的疗效和安全性。15 项系统综述的总结提供了关于不同α1 - 受体阻滞剂对良性前列腺增生的疗效和安全性的最新证据汇总[21]。这项总结对临床实践和研究有重要的意义。主要因存在中重度下尿路感染而确诊为有症状良性前列腺增生患者的随机对照临床试验，以及因尿流率降低而确诊的某些研究中，α - 受体阻滞剂在改善国际前列腺症状评分方面比 5α - 还原酶抑制剂更有效[22-24]。

所有α - 受体阻滞剂在改善症状和尿流率方面有相似的疗效，一般在治疗开始后 1 个月内效果最好。对于非选择性α - 受体阻滞剂，有必要调节至无不良反应的最高剂量。在大多数α - 受体阻滞剂起作用或初始耐受良好的男性患者中，药物将继续起作用，且多年耐受良好。阿夫唑嗪、多沙唑嗪、坦索罗辛、特拉唑嗪和西罗多辛由美国食品和药物管理局（FDA）批准，用于治疗与良性前列腺增生相关的男性下尿路症状。

α - 受体阻滞剂的平行对照研究少、规模小，并有严重的方法局限性[25,26]。作为一类药物，α - 受体阻滞剂依据其对α1 - 受体亚型的选择性进行细分。特拉唑嗪、多沙唑嗪和阿夫唑嗪为非选择性（即他们同样能阻断α1 - 受体亚型）。α1B - 受体和α1D - 受体在血管和中枢神经系统组织中的广泛分布说明它们会产生公共的不良反应（例如低血压、头晕、疲劳）。特拉唑嗪和多沙唑嗪在开始使用时需要剂量调整，以尽量减少不良反应（例如晕厥和头晕）。坦索罗辛和西洛多辛可阻断α1A - 肾上腺素能受体，阻断效果优于α1B - 肾上腺素能受体，认为其对α1 - 受体亚型具有选择性，在没有突出不良反应的情况下一般是有效的[27]。坦索罗辛和阿夫唑嗪不需要剂量调整，但没有令人信服的证据表明它们比其他α - 受体阻滞剂导致更少的心血管不良反应，例如有症状的低血压。α - 受体阻滞剂对于服用药物治疗勃起功能障碍的男性的安全性数据较少，然而，合并用药没有绝对禁忌。

（二） 5α - 还原酶抑制剂

5α - 还原酶抑制剂可阻断睾酮转化为其活性代谢产物二氢睾酮，缩小前列腺，并进一步减缓前列腺生长。5α - 还原酶抑制剂对于良性前列腺增生继发下尿路症状且证实有前列腺肥大的男性患者来说，是一种适当有效的治疗替代方法。它可用于防止良性前列腺增生继发下尿路症状的进展，并降低尿潴留和以后进行前列腺相关手术的风险。关键的Ⅲ期研究表明，5α－还原酶抑制剂在预防方面的益处是他们已在筛选期排除了有轻度下尿路症状的男性患者[28-30]。然而，5α－还原酶抑制剂不得用于不伴有前列腺肥大的良性前列腺增生继发下尿路症状的男性患者。超声波检测前列腺大小超过30 g，且前列腺特异性抗原（PSA）水平超过1.5 ng/ml认为是开始5α－还原酶抑制剂治疗的替代标准[31]。

FDA批准了两种5α－还原酶抑制剂：非那雄胺和度他雄胺[32-34]。非那雄胺（每日5 mg）可抑制Ⅱ型5-AR同工酶，从而降低血清二氢睾酮水平达70%～90%，而度他雄胺（0.5 mg/天）可抑制Ⅰ和Ⅱ型5-AR同工酶，从而降低血清二氢睾酮水平至接近于零。随机安慰剂对照试验已证明这两种药物可减少前列腺大小多达25%，在2～6个月的时间内减轻下尿路症状，前列腺增大（>30 g）男性患者的IPSS总分下降4～5分[35]。由于研究设计的差别和前列腺肥大定义的不同，很难对这两种5α－还原酶抑制剂进行比较。仅有一项直接比较的试验表明，非那雄胺和度他雄胺的临床疗效是相似的[36]。非那雄胺可抑制前列腺血管内皮生长因子（VEGF）。发现非那雄胺对前列腺相关出血有作用，出血减少或完全停止，反复出血减少[37-38]。因此，对于可能由前列腺出血引起的难治性血尿（即排除任何其他原因的血尿）男性患者来说，非那雄胺是一种适当有效的替代治疗方法。未对关于度他雄胺的类似证据进行评论；专家小组的意见是度他雄胺可能以类似的方式发挥作用。最近的一项研究评估了度他雄胺预防前列腺肥大但无症状男性患者体内良性前列腺增生临床进展的作用，结果表明度他雄胺可显著降低良性前列腺增生临床进展的发生率[39]。

这两种5α－还原酶抑制剂的不良反应包括性欲减退、勃起功能障碍、射精减少和男性乳房发育[40]。评估5α－还原酶抑制剂是否可以预防前列腺癌的一些试验表明，非那雄胺或度他雄胺治疗会使前列腺癌的绝对风险降低达6个百分点，但这也会引起中重度前列腺癌的风险升高（Gleason评分≥7)[41]。如果在治疗期间疑似出现前列腺癌或前列腺特异性抗原（PSA）水平开始升高，患者应被转介到泌尿科[42]。如果测量前列腺特异性抗原水平的目的是检测前列腺癌，应该降低"异常"值的阈值，因为5α－还原酶抑制剂在治疗6个月后会降低前列腺特异性抗原水平约50%[43]。

（三）α－肾上腺素能受体阻滞剂与5α－还原酶抑制剂联合治疗

关键试验表明，α－受体阻滞剂与5α－还原酶抑制剂联合用药，可以停止中重度下尿路症状男性患者体内的良性前列腺增生进展，在前列腺体积增大和/或高前列腺特异性抗原水平男性患者中已观察到最大益处。对前列腺大小有直接影响的药物是5α－还原酶抑制剂。已证实5α－还原酶抑制剂即使在单独用药时也能降低尿潴留。然而，

5α－还原酶抑制剂与α－受体阻滞剂联合用药时效果更佳。α－受体阻滞剂与5α－还原酶抑制剂联合用药在前一年半的治疗时间内与α－受体阻滞剂单独用药对生活质量具有类似的效果。联合治疗在症状进展和手术需要方面的长期有效性取决于前列腺大小（直肠指检、超声波检查）或前列腺特异性抗原水平。对于具有中重度症状、直肠指检或超声检查出前列腺肥大（>40 g）或基线期前列腺特异性抗原水平>4 ng/ml的男性，联合用药在4年治疗时间内每年每100人中可预防大约两次临床进展。在前列腺较小的男性患者体内，有效性相当低（或不存在）。

值得注意的是，与单独用药相比，联合用药的不良事件发生率也较高[44,45]。与α－受体阻滞剂单独用药相比，上述联合用药的缺点包括：通常治疗时间超过一年后才会注意到效果的不同；大多数男性患者不会有任何其他益处；药物成本较高；性生活不良反应（5α－还原酶抑制剂引起），发生率约为4%。何时使用联合用药治疗下尿路症状的决定很复杂，最好由患者和医疗人员的共同决策，并考虑到关于泌尿系统症状治疗以及前列腺癌预防的利弊。

（四）植物药

植物药已得到了广泛的关注，可能是由于已获知它们会减少不良反应，并希望对其治疗保持控制[46-48]。对良性前列腺增生患者正不断尝试、补充替代药物的使用，特别是由于手术治疗引起的死亡和长期患病风险。此外，α－受体阻滞剂和5α－还原酶抑制剂经常会引起不良反应。前列腺疾病的发病率不断上升，经检测，植物药确实有缓解作用，与传统治疗方法的作用具有可比性。国际市场上只有少数植物药，但本地药用植物在基本医疗方面起到了关键作用，特别是在农村地区，因为容易获得，价格也不高。然而，这些植物药的使用是有争议的，因为大多数研究没有进行严格的临床前药理学试验和正式的临床试验。此外，药物的活性成分和剂量未知，质量无法控制，作用机制也尚不清楚[49]。

许多植物产品（植物疗法）常用于下尿路症状的自我治疗，在一些非洲、欧洲和亚洲国家可以开处方。系统综述表明，锯棕榈和非洲臀果木可适度改善泌尿系统症状和尿流率。使用最广泛的是锯棕榈，即棕榈科矮棕榈树浆果提取物。脂质类固醇提取物含有β－谷甾醇，与胆固醇有化学相关性，对5α－还原酶具有抑制作用[53]。也建议了各种其他作用机制，包括抑制二氢睾酮与前列腺细胞内的胞质雄激素受体结合，以及抗炎作用。然而，最近的两项高质量随机试验发现，即使增加锯棕榈剂量，对良性前列腺增生和中重度症状男性患者的有效性不如安慰剂[54-55]。多项试验正在进行中以评估各种剂量锯棕榈和非洲臀果木的长期有效性和安全性。

（五）中草药

中国传统医学的草药产品被看作是新型药品开发的新趋势，因其在疾病治疗中的广泛应用已获得了越来越多的关注[56]。在亚洲国家，尤其是中国，中草药常常作为传统药物疗法和植物疗法的一种替代或补充[57-59]。在常规药物治疗和手术治疗引入中国之前，中国人单纯依靠中草药治疗良性前列腺增生已有三千余年的历史。

良性前列腺增生通常归因于中医"癃闭"的范畴，包括排尿困难、小腹疼痛和胀满、尿路阻塞。增生的性质可归类为中医"症瘕"（肿瘤）的范畴。中医认为，肾阳虚和血瘀是"癃闭"和"症瘕"的主要辨证分型。也发现基于中医辨证丰富经验的许多中草药可有效治疗良性前列腺增生患者。因此，认为补肾阳和活血化瘀是治疗"癃闭"和"症瘕"的主要策略。

然而，中草药治疗良性前列腺增生的临床疗效和安全性问题尚不清楚。虽然许多古典文献、案例分析和试验已报道了不同中药配方的临床疗效，但总体来说，对中草药的治疗效果尚未进行评估。最近进行了一项随机对照试验的系统综述，探讨了中草药（单独用药或与西药联合用药）与安慰剂或西药相比在良性前列腺增生治疗中的疗效和不良事件。结果表明，中草药在改善良性前列腺增生患者的生活质量、减小前列腺体积和最大尿流率方面优于西药，但在改善国际前列腺症状评分方面，效果不如西药。中草药的不良事件发生率与安慰剂相似，但低于西药。由于方法学质量较差，且包括试验的数量较小，这一证据还不足以证明中草药对良性前列腺增生的疗效。这里所述的常用药材应为将来的临床实践和研究提供见解。需要更高质量的大规模随机对照试验对中草药的疗效作出真实的评价。

作为单药治疗和辅助治疗的中草药使用因各研究的配方组成及剂量的不同而变化。中草药组合有如此大的差异可能是由于中医诊断的复杂性和医生从业经验的不同。根据个体患者的症状和体征，中医执业人员将它们归类于不同的辨证分型，并开出相应的中草药方剂[60]。将根据需要添加一些辅助的草药。即使是具有完全相同的中草药配方和剂量的试验可能也无法模拟中医的一贯做法，因此不可能证明某一特定配方的疗效。

中草药复方制剂最常用于治疗良性前列腺增生。将使用的中草药配方制成汤剂、胶囊、片剂、丸剂等。肉桂是最常用的草药，可能是因为中医执业人员认为它能够补肾阳。黄芪是第二种最常用的草药，它被认为是一种强效的补气草药。穿山甲、莪术和王不留行被认为能够促进血液循环，活血化瘀。中医认为，气是血液循环的驱动力，气虚将导致血瘀，因此，这些草药可以用于恢复血液循环的驱动力，从而能够活血化瘀。熟地黄和山茱萸分别是第三种和第四种最常用的药材，它们能够补肾阴。根据中医理论，肾阳虚的形成是一个长期的过程，通常开始于肾阴虚。阴是控制肾功能的另一个重要元素，阴虚会导致其他类型的症状。因为肾的阴阳是相互依存的，因此都应该得到补充才会有更好的疗效。认为茯苓、黄柏和泽泻能够使身体下半部祛湿清热，这被认为是"癃闭"另一个重要的辨证分型，且与良性前列腺增生患者的尿路感染相关。

基于中医理论，一些药理研究提供了科学证据，用来阐述最常用草药对前列腺增生的可能作用机制。发现这些草药能够通过增加诱生型一氧化氮合酶在前列腺中的表达，从而诱导细胞凋亡来减小前列腺的体积。发现黄芪具有适度的利尿效果。发现黄芪、穿山甲和莪术能够改善血液流动。发现王不留行具有抗肿瘤活性，黄柏具有抗菌和抗病毒的作用。

（六）西药与中草药联合治疗

已进行了一些随机对照试验来比较两种治疗方法——西医和中医对良性前列腺增生患者的症状的作用。然而，西医和中医各有优缺点。西医（如α-受体阻滞剂和5α-还原酶抑制剂）和中医联合治疗可能是治疗良性前列腺增生的一种理想方法。一项研究对中草药与西药联合用药与西药单独用药进行了比较。结果发现，中草药与坦索罗辛（0.2 mg/天）联合用药在降低治疗后中医症状评分方面优于坦索罗辛（0.2 mg/天）（平均差异：-7.9；95%置信区间：-9.75～-6.05；$P < 0.0001$）。两组之间在国际前列腺症状评分、前列腺体积（PV）、最大尿流率（MFR）或残余尿（RU）改善方面无显著性差异（$P > 0.05$）。对所有对比进行了敏感性分析后，所有结果依然保持稳健。需要更高质量的大规模随机对照试验对中西医结合的疗效做出真实的评价。

（七）磷酸二酯酶-5抑制剂

磷酸二酯酶-5抑制剂最初批准用于治疗勃起功能障碍，也可以改善下尿路症状。磷酸二酯酶-5同工酶在下尿路中高度表达，包括前列腺组织，特别是移行区、膀胱逼尿肌和与尿路有关的血管平滑肌细胞[61]。体外试验表明，磷酸二酯酶-5抑制剂通过调节环鸟苷酸（cGMP）的降解和增强一氧化氮/环鸟苷酸的信号转导来放松人类前列腺、膀胱和下尿路动脉中的平滑肌条。在以泌尿生殖道局部缺血/缺氧为特征的动物体内，磷酸二酯酶-5抑制剂可增强膀胱和前列腺组织的氧合作用。经证明，磷酸二酯酶-5抑制剂可减少去脑脊髓损伤大鼠的非排尿收缩和膀胱传入神经放电，并可以减少发炎或过度扩张膀胱模型内Aδ和C纤维的机械敏感性传入活动[62]。

只有他达拉非获得了 FDA 的批准，用于治疗泌尿系统症状。在一项针对出现下尿路症状至少 6 个月的男性患者的随机安慰剂对照试验中，5 mg 剂量的他达拉非使得美国泌尿学会症状指数（AUASI）评分在第 6 周平均降低 2.8 分，在第 12 周平均降低 3.8 分[63]。早在第 4 周就已显示出疗效[64-65]。常见不良反应一般是暂时性的，但可能推迟发生。

（八）抗胆碱能药物

抗毒蕈碱剂可抑制逼尿肌中的毒蕈碱受体，从而降低下尿路症状的膀胱过度活跃。下列几种抗毒蕈碱剂已批准用于治疗排尿障碍：达非那新、索非那新、曲司氯铵、奥昔布宁，托特罗定和非索罗定。四项随机试验评估了托特罗定单一用药或与 α - 受体阻滞剂联合用药治疗下尿路症状/良性前列腺增生男性患者[66-69]。虽然这些试验不能充分证明托特罗定的疗效或有效性，但研究小组得出结论，抗胆碱能药物可能对某些有明显储尿症状的患者有益。

抗胆碱能药物是治疗无残余尿（PVR）升高且主要表现为下尿路症状的良性前列腺增生继发下尿路症状男性患者的一种适当有效的替代治疗方法[70]。抗胆碱能药物治疗开始前，应评估基线期残余尿。对于残余尿超过 250～300 ml 的患者，抗胆碱能药物应慎用。

良性前列腺增生是老年男性最常见的疾病，与下尿路症状相关。治疗方法包括观察等待、生活方式改变、药物治疗和手术治疗。α - 肾上腺素能受体阻滞剂（α - 受体阻滞剂）可减少有症状良性前列腺增生男性患者的下尿路症状，增加尿流率，但不会降低尿潴留的长期风险或对手术干预的需要。5 α - 还原酶抑制剂可降低前列腺内二氢睾酮的产出量，从而减小前列腺体积，增加峰值尿流率，改善症状，降低急性尿潴留的风险和对手术干预的需要。对于出现中重度症状且前列腺肥大的患者，α - 肾上腺素能受体阻滞剂与 5 α - 还原酶抑制剂联合治疗可进一步提高临床疗效。作为常规治疗的替代或补充，各种植物产品（植物药）和中草药的使用越来越多。西药和中草药联合用药可能是治疗良性前列腺增生的一种理想方法。如果患者同时患有需要治疗的勃起功能障碍，应给予磷酸二酯酶－5 抑制剂，因为这种药物可以解决这两个问题。或者可以添加抗毒蕈碱剂，试验数据显示与 α - 受体阻滞剂单一用药相比，抗毒蕈碱剂与 α - 受体阻滞剂联合用药更大程度地减少了储尿症状。

对于复杂的病例或出现临床显著性下尿路症状且认为药物治疗效果不明显的患者，建议进行手术治疗。对于不愿接受治疗的患者，建议进行观察等待和生活方式改变，并监测患者的下尿路症状和尿潴留的进展。

参考文献

［1］ Cornu JN, Oelke M, Parsons KF. Benign prostatichyperplasia and lower urinary tract symptoms. N Engl J Med 2012（367）：1668；author reply 1668－1669.

［2］ Berry SJ, Coffey DS, Walsh PC, Ewing LL. Thedevelopment of human benign prostatic hyperplasia with age. J Urol 1984（132）：474－479.

［3］ Thorpe A, Neal D. Benign prostatic hyperplasia. Lancet 2003（361）：1359－1367.

［4］ Badmus TA, Asaleye CM, Badmus SA, Takure AO, Ibrahim MH, Arowolo OA. Benign prostate hyperplasia：average volume in southwestern Nigerians and correlation withanthropometrics. Niger Postgrad Med J 2012（19）：15－18.

［5］ Priest R, Garzotto M, Kaufman J. Benign prostatichyperplasia：a brief overview of pathogenesis, diagnosis, and therapy. Tech VascIntervRadiol 2012（15）：261－264.

［6］ Biester K, Skipka G, Jahn R, Buchberger B, Rohde V, Lange S. Systematic review of surgical treatments for benignprostatic hyperplasia and presentation of an approach toinvestigate therapeutic equivalence（non-inferiority）. BJU Int 2012（109）：722－730.

［7］ Juliao AA, Plata M, Kazzazi A, Bostanci Y, Djavan B. American Urological Association and European Association ofUrology guidelines in the management of benign prostatichypertrophy：revisited. Curr Opin Urol 2012（22）：34－39.

［8］ McVary KT, Roehrborn CG, Avins AL, Barry MJ, Bruskewitz RC, Donnell RF, Foster HE Jr, Gonzalez CM, Kaplan SA, Penson DF, Ulchaker JC, Wei JT. Update onAUA guideline on the management of benign prostatichyperplasia. J Urol 2011（185）：1793－1803.

［9］ de la Rosette JJ, Alivizatos G, Madersbacher S, PerachinoM, Thomas D, Desgrandchamps F, de Wildt M. EAUGuidelines on benign prostatic hyperplasia（BPH）. EurUrol 40：256－263；discussion 2001（264）.

［10］ Nickel JC, Herschorn S, Corcos J, Donnelly B, Drover D, Elhilali M, Goldenberg L, Grantmyre J, Laroche B, Norman R, Piercy B, Psooy K, Steinhoff G, Trachtenberg J, Saad F, Tanguay S. Canadian guidelines for the management of benignprostatic hyperplasia. Can J Urol 2005（12）：2677－2683.

［11］ Ficarra V. Is chronic prostatic inflammation a new target inthe medical therapy of lower urinary tract symptoms（LUTS）due to benign prostate hyperplasia（BPH）. BJU Int 2013（112）：421－422.

［12］ Barry MJ, Williford WO, Chang Y, Machi M, JonesKM, Walker-Corkery E, Lepor H. Benign prostatichyperplasia specific health status measures in clinicalresearch：how much change in the American Urological Association symptom index and the benign prostatichyperplasia impact index is perceptible to patients. J Urol 1995（154）：1770－1774.

[13] MaserejianNN，Chen S，Chiu GR，Araujo AB，Kupelian V，Hall SA，McKinlay JB. Treatment Status and Progression or Regression of Lower Urinary TractSymptoms among Adults in a General Population Sample. J Urol 2013（pii）：S0022－5347（13）04861－1.

[14] Ismaila A，Walker A，Sayani A，Laroche B，NickelJC，Posnett J，Su Z. Cost-effectiveness of dutasteridetamsulosincombination therapy for the treatment ofsymptomatic benign prostatic hyperplasia：A Canadianmodel based on the CombAT trial. Can Urol Assoc J 2013（7）：E393－401.

[15] Steenkamp V. Phytomedicines for the prostate. Fitoterapia 2003（74）：545－552.

[16] Ma CH，Lin WL，Lui SL，Cai XY，Wong VT，ZieaE，Zhang ZJ. Efficacy and safety of Chinese herbalmedicine for benign prostatic hyperplasia：systematicreview of randomized controlled trials. Asian J Androl 2013（15）：471－482.

[17] Li S，Lu A，Wang Y. Symptomatic comparison inefficacy on patients with benign prostatic hyperplasia treated with two therapeutic approaches. Complement Ther Med 2010（18）：21－27.

[18] Bales GT，Christiano AP，Kirsh EJ，Gerber GS. Phytotherapeutic agents in the treatment of lowerurinary tract symptoms：a demographic analysis ofawareness and use at the University of Chicago. Urology 1999（54）：86－89.

[19] Andersson KE，Arner A. Urinary bladder contractionand relaxation：physiology and pathophysiology. Physiol Rev 2004（84）：935－986.

[20] Jonler M，Riehmann M，Bruskewitz RC. Benignprostatic hyperplasia. Current pharmacological treatment. Drugs 1994（47）：66－81.

[21] Yuan J，Liu Y，Yang Z，Qin X，Yang K，Mao C. Theefficacy and safety of alpha-1 blockers for benignprostatic hyperplasia：an overview of 15 systematicreviews. Curr Med Res Opin 2013（29）：279－287.

[22] Lepor H. Long-term efficacy and safety of terazosinin patients with benign prostatic hyperplasia. TerazosinResearch Group. Urology 1995（45）：406－413.

[23] Lepor H. Phase III multicenter placebo-controlledstudy of tamsulosin in benign prostatic hyperplasia. Tamsulosin Investigator Group. Urology 1998（51）：892－900.

[24] Fwu CW，Eggers PW，Kaplan SA，Kirkali Z，LeeJY，Kusek JW. Long-term effects of doxazosin，finasteride and combination therapy on quality of life inmen with benign prostatic hyperplasia. J Urol 2013（190）：187－193.

[25] Wilt TJ，Macdonald R，Rutks I. WITHDRAWN：Tamsulosin for benign prostatic hyperplasia. *CochraneDatabase* Syst Rev 2011（7）：CD002081.

[26] Wilt TJ，Howe RW，Rutks I，Macdonald R. WITHDRAWN：Terazosin for benign prostatichyperplasia. *Cochrane Database* Syst Rev 2011（7）：CD003851.

[27] Kawabe K，Yoshida M，Homma Y. Silodosin，a newalpha1A-adrenoceptor-selective antagonist for

treatingbenign prostatic hyperplasia: results of a phase IIIrandomized, placebo-controlled, double-blind study inJapanese men. BJU Int 2006 (98): 1019 – 1024.

[28] McConnell JD, Roehrborn CG, Bautista OM, AndrioleGL Jr, Dixon CM, Kusek JW, Lepor H, McVaryKT, Nyberg LM Jr, Clarke HS, Crawford ED, Diokno A, FoleyJP, Foster HE, Jacobs SC, Kaplan SA, Kreder KJ, LieberMM, Lucia MS, Miller GJ, Menon M, Milam DF, Ramsdell JW, Schenkman NS, Slawin KM, et al. The longtermeffect of doxazosin, finasteride, and combinationtherapy on the clinical progression of benign prostatichyperplasia. N Engl J Med 2003 (349): 2387 – 2398.

[29] McConnell JD, Bruskewitz R, Walsh P, AndrioleG, Lieber M, Holtgrewe HL, Albertsen P, RoehrbornCG, Nickel JC, Wang DZ, Taylor AM, Waldstreicher J. Theeffect of finasteride on the risk of acute urinary retentionand the need for surgical treatment among men with benignprostatic hyperplasia. Finasteride Long-Term Efficacy andSafety Study Group. N Engl J Med 1998 (338): 557 – 563.

[30] Siami P, Roehrborn CG, Barkin J, DamiaoR, Wyczolkowski M, Duggan A, Major-Walker K, MorrillBB. Combination therapy with dutasteride and tamsulosinin men with moderate-to-severe benign prostatichyperplasia and prostate enlargement: the CombAT (Combination of Avodart and Tamsulosin) trial rationaleand study design. Contemp Clin Trials 2007 (28): 770 – 779.

[31] Roehrborn CG, Boyle P, Gould AL, WaldstreicherJ. Serum prostate-specific antigen as a predictor of prostatevolume in men with benign prostatic hyperplasia. Urology 1999 (53): 581 – 589.

[32] Salvador JA, Pinto RM, Silvestre SM. Steroidal 5alphareductaseand 17alpha-hydroxylase/17, 20-lyase (CYP17) inhibitors useful in the treatment of prostatic diseases. J Steroid Biochem Mol Biol 2013 (pii): S0960 – 0760 (13) 00070 – 8.

[33] Kang DI, Chung JI. Current status of 5alpha-reductaseinhibitors in prostate disease management. Korean J Urol 2013 (54): 213 – 219.

[34] Cindolo L, Fanizza C, Romero M, Pirozzi L, AutorinoR, Berardinelli F, Schips L. The effects of dutasterideandfinasteride on BPH-related hospitalization, surgery andprostate cancer diagnosis: a record-linkage analysis. World J Urol 2013 (31): 665 – 671.

[35] Roehrborn CG. Male lower urinary tract symptoms (LUTS) and benign prostatic hyperplasia (BPH). Med Clin North Am 2011 (95): 87 – 100.

[36] Nickel JC, Gilling P, Tammela TL, Morrill B, WilsonTH, Rittmaster RS. Comparison of dutasterideandfinasteride for treating benign prostatic hyperplasia: theEnlarged Prostate International Comparator Study (EPICS). BJUInt 2011 (108): 388 – 394.

[37] Foley SJ, Soloman LZ, Wedderburn AW, Kashif KM, Summerton D, Basketter V, Holmes SA. A prospectivestudy of the natural history of hematuria associated withbenign prostatic hyperplasia and the effect of finasteride. J Urol 2000 (163): 496 – 498.

[38] Haggstrom S, Torring N, Moller K, Jensen E, Lund L, Nielsen JE, Bergh A, Damber JE. Effects of finasteride onvascular endothelial growth factor. Scand J Urol Nephrol 2002 (36): 182 -187.

[39] Toren P, Margel D, Kulkarni G, Finelli A, ZlottaA, Fleshner N. Effect of dutasteride on clinical progression ofbenign prostatic hyperplasia in asymptomatic men withenlarged prostate: a post hoc analysis of the REDUCE study. BMJ 2013 (346): f2109.

[40] Thompson IM, Goodman PJ, Tangen CM, Lucia MS, Miller GJ, Ford LG, Lieber MM, Cespedes RD, Atkins JN, Lippman SM, Carlin SM, Ryan A, SzczepanekCM, Crowley JJ, Coltman CA Jr. The influence of finasteride onthe development of prostate cancer. N Engl J Med 2003 (349): 215 - 224.

[41] Andriole GL, Bostwick DG, Brawley OW, GomellaLG, Marberger M, Montorsi F, Pettaway CA, Tammela TL, Teloken C, Tindall DJ, Somerville MC, Wilson TH, FowlerIL, Rittmaster RS. Effect of dutasteride on the risk ofprostate cancer. N Engl J Med 2010 (362): 1192 - 1202.

[42] Marberger M, Freedland SJ, Andriole GL, EmbertonM, Pettaway C, Montorsi F, Teloken C, RittmasterRS, Somerville MC, Castro R. Usefulness of prostate-specificantigen (PSA) rise as a marker of prostate cancer in mentreated with dutasteride: lessons from the REDUCE study. BJU Int 2012 (109): 1162 - 1169.

[43] Ross AE, Feng Z, Pierorazio PM, Landis P, Walsh PC, Carter HB, Trock BJ, Schaeffer EM. Effect of treatmentwith 5-alpha reductase inhibitors on progression inmonitored men with favourable-risk prostate cancer. BJU Int 2012 (110): 651 - 657.

[44] Kaplan SA, McConnell JD, Roehrborn CG, MeehanAG, Lee MW, Noble WR, Kusek JW, Nyberg LM Jr. Combination therapy with doxazosin and finasteride forbenign prostatic hyperplasia in patients with lower urinarytract symptoms and a baseline total prostate volume of 25ml or greater. J Urol 2006 (175): 217 - 220; discussion 220 - 221.

[45] Montorsi F, Roehrborn C, Garcia-Penit J, BorreM, Roeleveld TA, Alimi JC, Gagnier P, Wilson TH. Theeffects of dutasteride or tamsulosin alone and incombination on storage and voiding symptoms in menwith lower urinary tract symptoms (LUTS) and benignprostatic hyperplasia (BPH): 4-year data from theCombination of Avodart and Tamsulosin (CombAT) study. BJU Int 2011 (107): 1426 - 1431.

[46] Azimi H, Khakshur AA, Aghdasi I, Fallah-TaftiM, Abdollahi M. A review of animal and human studies formanagement of benign prostatic hyperplasia with naturalproducts: perspective of new pharmacological agents. Inflamm Allergy Drug Targets 2012 (11): 207 - 221.

[47] Thompson IM. Pharmacologic agents incomplementary medicine in prostatic disease. Drugs Today (Barc) 2001 (37): 427 - 433.

[48] Kulig K, Malawska B. Trends in the development ofnew drugs for treatment of benign prostatic

hyperplasia. Curr Med Chem 2006 (13): 3395 - 3416.

[49] Marszalek M, Madersbacher S. [Epidemiology of BPHand medication approaches]. Ther Umsch 2006 (63): 123 - 128.

[50] Breza J, Dzurny O, Borowka A, Hanus T, Petrik R, Blane G, Chadha-Boreham H. Efficacy and acceptability oftadenan (Pygeumafricanum extract) in the treatment ofbenign prostatic hyperplasia (BPH): a multicentre trial incentral Europe. Curr Med Res Opin 1998 (14): 127 - 139.

[51] Minutoli L, Bitto A, Squadrito F, Marini H, IrreraN, Morgia G, Passantino A, Altavilla D. SerenoaRepens, lycopene and selenium: a triple therapeutic approach tomanage benign prostatic hyperplasia. Curr Med Chem 2013 (20): 1306 - 1312.

[52] Tacklind J, Macdonald R, Rutks I, Stanke J U, Wilt TJ. Serenoarepens for benign prostatic hyperplasia. Cochrane Database Syst Rev 2012 (12): CD001423.

[53] Raynaud JP, Cousse H, Martin PM. Inhibition of type 1and type 2 5alpha-reductase activity by free fatty acids, active ingredients of Permixon. J Steroid BiochemMol Biol 2002 (82): 233 - 239.

[54] Bent S, Kane C, Shinohara K, Neuhaus J, HudesES, Goldberg H, Avins AL. Saw palmetto for benign prostatichyperplasia. N Engl J Med 2006 (354): 557 - 566.

[55] Barry MJ, Meleth S, Lee JY, Kreder KJ, AvinsAL, Nickel JC, Roehrborn CG, Crawford ED, Foster HE Jr, KaplanSA, McCullough A, Andriole GL, NaslundMJ, Williams OD, Kusek JW, Meyers CM, Betz JM, Cantor A, McVary KT. Effect of increasing doses of saw palmettoextract on lower urinary tract symptoms: a randomizedtrial. JAMA 2011 (306): 1344 - 1351.

[56] Yuan R, Lin Y. Traditional Chinese medicine: anapproach to scientific proof and clinical validation. Pharmacol Ther 2000 (86): 191 - 198.

[57] Lin J, Zhou J, Xu W, Zhong X, Hong Z, Peng J. Qianliening capsule treats benign prostatic hyperplasia viasuppression of the EGF/STAT3 signaling pathway. Exp Ther Med 2013 (5): 1293 - 1300.

[58] Shin IS, Lee MY, Ha HK, Seo CS, Shin HK. Inhibitoryeffect of Yukmijihwang-tang, a traditional herbal formulaagainst testosterone-induced benign prostatic hyperplasia inrats. BMC Complement Altern Med 2012 (12): 48.

[59] Yarnell E. Botanical medicines for the urinary tract. World J Urol 2002 (20): 285 - 293.

[60] Li S, Zhang ZQ, Wu LJ, Zhang XG, Li YD, Wang YY. Understanding ZHENG in traditional Chinese medicine inthe context of neuro-endocrine-immune network. IET Syst Biol 2007 (1): 51 - 60.

[61] Andersson KE, de Groat WC, McVary KT, Lue TF, Maggi M, Roehrborn CG, Wyndaele JJ, Melby T, ViktrupL. Tadalafil for the treatment of lower urinary tractsymptoms secondary to benign prostatic hyperplasia: pathophysiology and mechanism (s) of action. Neurourol Urodyn 2011

(30)：292-301.

[62] Giuliano F，Uckert S，Maggi M，Birder L，Kissel J，Viktrup L. The mechanism of action of phosphodiesterasetype 5 inhibitors in the treatment of lower urinary tractsymptoms related to benign prostatic hyperplasia. Eur Urol 2013 (63)：506-516.

[63] McVary KT，Roehrborn CG，Kaminetsky JC，AuerbachSM，Wachs B，Young JM，Esler A，Sides GD，Denes BS. Tadalafil relieves lower urinary tract symptoms secondaryto benign prostatic hyperplasia. J Urol 2007 (177)：1401-1407.

[64] Roehrborn CG，McVary KT，Elion-MboussaA，Viktrup L. Tadalafil administered once daily for lowerurinary tract symptoms secondary to benign prostatichyperplasia：a dose finding study. J Urol 2008 (180)：1228-1234.

[65] Donatucci CF，Brock GB，GoldfischerER，Pommerville PJ，Elion-Mboussa A，Kissel JD，ViktrupL. Tadalafil administered once daily for lower urinary tractsymptoms secondary to benign prostatic hyperplasia：a 1-year，open-label extension study. BJU Int 2011 (107)：1110-1116.

[66] Kaplan SA，Roehrborn CG，Rovner ES，CarlssonM，Bavendam T，Guan Z. Tolterodine and tamsulosinfortreatment of men with lower urinary tract symptoms andoveractive bladder：a randomized controlled trial. JAMA 2006 (296)：2319-2328.

[67] Abrams P，Kaplan S，De Koning Gans HJ，Millard R. Safety and tolerability of tolterodine for the treatment ofoveractive bladder in men with bladder outlet obstruction. J Urol 2006 (175)：999-1004；discussion 1004.

[68] Athanasopoulos A，Gyftopoulos K，Giannitsas K，FisfisJ，Perimenis P，Barbalias G. Combination treatment with analpha-blocker plus an anticholinergic for bladder outletobstruction：a prospective，randomized，controlled study. J Urol 2003 (169)：2253-2256.

[69] Lee SH，Chung BH，Kim SJ，Kim JH，Kim JC，Lee JY. Initial combined treatment with anticholinergics and alphablockersfor men with lower urinary tract symptoms relatedto BPH and overactive bladder：a prospective，randomized，multi-center，double-blind，placebo-controlled study. Prostate Cancer Prostatic Dis 2011 (14)：320-325.

[70] Hofner K，Burkart M，Jacob G，Jonas U. Symptomaticand quality of life response to tolterodine in subgroups ofmen with overactive bladder symptoms and presumed nonobstructivebenign prostatic hyperplasia.

二、益肾清利方治疗特发性弱精子不育症

随着社会不断发展，人们的生活习惯以及生活环境不断改变，同样各种各样的疾病随之影响人们的生活。而不育也成为影响现代家庭的全球性问题。世界卫生组织定义夫妇婚后同居 2 年以上未用任何避孕措施，由于男子方面的原因造成女方不孕者，称为男性不育症，而特发性弱精子症约占男性不育的 46%。现代医学认为特发性弱精子症的发生与环境、感染、遗传、免疫、精浆中微量元素的内分泌、精索静脉曲张有关，多数学者认为前列腺感染可使精浆中一氧化氮（NO）含量明显增高，影响精子活力。还有其他不良生活习惯和生活方式，包括一些影响生育的食物。因此，研究治疗特发性弱精子症不育的高效、安全药物显得非常重要。2014 年 3 月至 2014 年 12 月间，笔者采用益肾清利法治疗特发性弱精子不育症，并进行临床观察，取得了较为满意的疗效。

（一）临床资料

1. 诊断标准

根据 WHO《人类精液及精子－宫颈黏液相互作用实验室检验手册》：精子活动力 1 小时 a 级加 b 级<0.50，或 a 级<0.25、成活率 1 小时<0.60，为弱精子症。

2. 中医诊断标准

中医证型参照孙自学主编《实用中西医诊疗男科学》中男性不育症证型中肾虚湿热证。主症：①精液过冷，婚后不育。②性欲淡漠，或阳痿、早泄。③精子稀少，或死精子过多。④射精无力。次症：①腰膝酸软。②精神萎靡。③小便清长，夜尿量多。④畏寒喜温。⑤舌淡体胖，苔薄腻。⑥脉沉细数。主症 1 项和次症 2 项以上。

3. 入选病例标准

①年龄在 22～50 岁，结婚同居 2 年以上未采取任何避孕措施，女方检查正常，男方未育。②男方精子质量检查符合诊断标准。③符合特发性不育症诊断。④符合中医肾虚湿热型辨证分型。⑤签署知情同意书。

4. 排除标准

①年龄小于 22 岁或大于 50 岁。②非特发性不育症，非肾虚湿热型不育症患者。

③精神病患者及其他类似疾病。④任何严重心理异常且未能很好控制。⑤生殖系统器质性病变，无精子症。

5. 一般资料

60 例患者均来自上海市第七人民医院中医男性门诊，年龄 22～50 岁，平均 29.5 岁，病程 1～10 年，均符合特发性弱精子不育症诊断标准。根据随机对照原则将 60 例患者分为 2 组各 30 例。根据 WHO《不育夫妇标准检查与诊断手册》中有关疗效标准进行病情分级：①a 级加 b 级为 0.41～0.49 或 a 级为 0.21～0.24 为轻度弱精子症。②a 级加 b 级为 0.20～0.40 或 a 级为 0.10～0.20 为中度弱精子症。③a 级加 b 级<0.20 或 a 级<0.10 为重度弱精子症。治疗组轻度 8 例，中度 17 例，重度 5 例；对照组轻度 7 例，中度 18 例，重度 5 例。2 组治疗前病情轻重程度比较，经统计学处理，差异无显著性意义（$P>0.05$），具有可比性。

（二）治疗方法

1. 治疗组

以益肾清利法治疗，口服益肾清利方。处方：菟丝子 15 g，杜仲、枸杞子、熟地黄、炒黄柏各 10 g，车前子 30 g。用法：煎汤口服，每次 150 ml，2 次／天，饭后半小时服用。

2. 对照组

口服中成药五子衍宗丸，每次 6 g，2 次／天。

3. 疗程与禁忌

2 组均以治疗 3 月为 1 个疗程，连续治疗 1 个疗程后评定疗效。治疗期间不用其他药物，忌食或少食辛、辣、酒等刺激油腻食物。

（三）观察项目与统计学方法

1. 观察项目

①治疗期间有无妊娠。②治疗前后精液检查（精液检查方法：采用北京清华同方公司彩色精子质量检测系统）。③治疗前后血清性激素睾酮（T）、促卵泡激素（FSH）、促黄体生成素（LH）。

2. 统计学方法

采用 SPSS13.0 统计软件包，计数资料用 x^2 检验和 Ridit 分析，计量资料数据用均数±标准差（$\bar{x} \pm s$）表示，显著性检验用 t 检验。

（四）疗效标准与治疗结果

1. 疗效标准

根据 WHO《不育夫妇标准检查与诊断手册》中有关疗效标准加以修改后进行评定。①痊愈：配偶受孕。②显效：配偶虽未受孕，但治疗后精子活动力转为正常（a 级加 b 级≥0.50 或 a 级≥0.25），且腰膝酸软、头晕耳鸣、失眠健忘临床症状消除，舌苔、脉象恢复正常。③有效：CASA 显示精子密度和精子活动力有群级间改善，腰膝酸软、头晕耳鸣、失眠健忘临床症状减轻。④无效：治疗前后显示无变化，且临床症状未见减轻。

2. 2 组临床疗效比较

见表 2 - 1。

表 2 - 1　2 组临床疗效比较

组　别	例数	临床痊愈	显效	有效	无效	总有效率/%
治疗组	30	3	15	8	4	86.67
对照组	30	1	14	10	5	83.33

注：Ridit 分析治疗组、对照组总有效率分别为 86.67%、83.33%；组间临床疗效比较，差异有统计学意义（$P<0.05$）。

3. 2 组实验室指标变化比较

见表 2 - 2。

表 2 - 2　2 组治疗前后实验室指标变化比较

组别	例数	精子密度（10^6/ml）	精子成活率/%	精子活动力/%（a）	精子活动力/%（b）
治疗组（前）	30	13.02±7.00	28.63±19.74	8.06±11.26	4.80±8.97
治疗组（后）	27	32.15±19.07#*	44.51±18.20	14.15±10.06#	8.79±7.22
对照组（前）	30	10.48±4.6	24.51±15.94	8.50±11.04	3.66±10.42
对照组（后）	29	17.56±11.29#	42.89±25.78#	16.45±18.85#	7.14±8.13#

组别	例数	精子活动力/%（a+b）	T	FSH	LH
治疗组（前）	30	13.13±12.31	10.42±6.11	4.53+1.85	3.95±1.75
治疗组（后）	27	22.95±9.46#	16.60±5.82#*	4.96+2.34#	4.62±2.10#
对照组（前）	30	12.17±13.64	10.68±6.30	5.71+3.51	4.17±1.95
对照组（后）	29	23.58±17.74#	13.55±5.47#	6.54+3.65#	4.81±1.89#

注：治疗组治疗前后组内比较，精子密度、精子成活率 a，a + b、T、FSH、LH 差异有统计学意义（$P<0.05$）；组间治疗后比较，精子密度、T 差异有统计学意义（$P<0.05$）。与本组治疗前比较，# $P<0.05$；与对照组治疗后比较，* $P<0.05$。

特发性男性不育症（idiopathic male infertility）也称原因不明性不育，是指应用现有的诊断手段不能找出不育病因的一种类型，特发性男性不育症由于病因不明，治疗理论均停留在假设基础之上，治疗没有针对性，效果有限，各报道也不一致。

中医早在《金丹节要》中就首次记载了"五不男"，即"天、犍、漏、怯、变"，对男性不育的病因有了较深刻的认识。近年来，由于不健康的生活方式、精神压力和环境污染，造成男性精子质量下降，男性不育的发病率也随之增加。特发性弱精子不育症属中医学"精少"、"虚损"、"精冷"的范畴，该病病程较长，以肾精亏虚夹湿热最常见。中医认为肾藏精，主生殖，而且精子盛衰直接关系到人的生殖功能和生长发育。《素问·六节脏象论》曰："肾者主蛰，封藏之本，精之处也。"唐·孙思邈曰："凡人无子，当为夫妇具有五劳七伤，虚羸百病所致，故有绝嗣之殃。"所以，肾虚是男性不育的主要病理机制，补肾法有调节生殖系统功能的作用，是治疗男性不育症的主要方法之一。"肾藏精"，精子的生成依赖于肾阴的滋养和肾阳的温煦。肾中真阴真阳的盛衰决定男性生殖功能的正常与否。因此，治疗以益肾清利为基本大法，该方以补肾填精，清热利湿为主。方中菟丝子、杜仲、枸杞子、熟地补肾益精；车前子、炒黄柏清热利湿。诸药同用以达到益肾生精、清热利湿、补而不留邪的功效。

三、补肾活血方治疗特发性少弱精子不育症

目前全世界约有 6000～8000 万对夫妇患有不育症，而且有逐年增加的趋势，且其中因男方因素导致的约占一半。在男性不育中，少弱精子症约占 3/4 比例，特发性不育症占 33％。因此，研究治疗特发性少弱精子症不育的高效、安全药物显得非常重要。

2009 年 10 月至 2011 年 9 月，笔者采用补肾活血方治疗特发性少弱精子不育症，并进行临床观察，取得了较为满意的疗效。

（一）资料与方法

1. 病例选择

109 例患者均来自本院中医男性门诊就诊患者，年龄 22～50 岁，平均 31.8 岁，病程 1～5 年，均符合特发性少弱精子不育症诊断标准。

2. 诊断标准

（1）根据 WHO《人类精液及精子－宫颈黏液相互作用实验室检验手册》：①精子密度 $<20\times10/L$ 为少精子症。②精子活动力 1 小时 a 级加 b 级 <0.50 或 a 级 <0.25、成活率 1 小时 <0.60 为弱精子症。③病因不能明确的不育症。

（2）中医辨证诊断标准：中医证型参照孙自学主编《实用中西医诊疗男科学》中男性不育症证型制订。

（3）入选病例标准：①凡年龄在 22～50 岁，结婚同居 2 年以上未采取任何避孕措施，女方检查正常，男方未育。②男方精子质量检查符合诊断标准。③符合中医肾虚血瘀型辨证分型。④符合特发性不育症诊断（特发性男性不育称原因不明性不育）。⑤签署知情同意书。

（4）排除标准：①年龄小于 22 岁或大于 50 岁。②非特发性不育症患者。③精神病患者及其他类似疾病。④任何严重心理异常且未能很好控制。⑤生殖系统器质性病变，无精子症。

（5）病情分级：根据精子密度分级，①精子密度 $10\times10/L$～$20\times10/L$ 为轻度少精子症。②$5\times1/L$～$10\times10/L$ 为中度少精子症。③精子密度 $<5.0\times10/L$ 为重度少

精子症。根据精子活动力分，①a 级加 b 级为 0.41~0.49 或 a 级为 0.21~0.24 为轻度弱精子症。②a 级加 b 级为 0.20~0.40 或 a 级为 0.10~0.20 为中度弱精子症。③a 级加 b 级<0.20 或 a 级<0.10 为重度弱精子症。

3. 分组依据

分组根据简单随机对照原则将 120 例患者分为治疗组 60 例和对照组 60 例，进行临床观察，两组治疗前评分病情轻重程度无显著差异（$P>0.05$）。

4. 治疗方法

治疗组：口服补肾活血方，药物组成：淫羊藿 15 g，仙茅 15 g，巴戟天 10 g，熟地 10 g，枸杞子 10 g，菟丝子 10 g，山萸肉 10 g，黄芪 15 g，党参 10 g，当归 10 g，白术 10 g，丹参 30 g，川牛膝 15 g。用法：煎汤口服，每次 100 ml，2 次/天，饭后半小时服用。对照组：口服中成药金匮肾气丸（浓缩丸），每次 8 粒，3 次/天。两组均以 3 个月为 1 个疗程，连续治疗 1 个疗程后评定疗效。

5. 疗程与禁忌

2 组均以治疗 3 个月为 1 个疗程。治疗期间不用其他药物，忌食或少食辛、辣、酒等刺激油腻食物。

6. 观察项目

①有无妊娠。②精液检查（精液检查方法：采用北京清华同方公司彩色精子质量检测系统）。③血睾酮数值（T）。

7. 疗效评定

根据 WHO《不育夫妇标准检查与诊断手册》中有关疗效标准进行评定：①临床治愈：女方怀孕。②显效：少精症治疗后精子密度>20×10/L，弱精症精子活动力 a 级加 b 级>0.50 或 a 级>0.25，成活率 1 小时>0.60。③有效：少精症治疗后精子密度提升>0.30，弱精症治疗后精子活力 a 加 b 级或 a 级提升>0.30，成活率 1 小时提升>0.30。④无效：治疗后精子密度、成活率及精子活力提升<0.30 或无变化。

8. 统计学方法

采用 t 检验和 Ridit 分析，选用 SPSS－11.5 软件版本，观察数据 $\bar{x} \pm s$，以 $P<0.05$ 为差异有统计学意。

（二）结果

见表 2-3~表 2-5。

表 2-3　精子密度和成活率分析

组别	精子密度（10^6/ml）		成活率/%	
	治疗前	治疗后	治疗前	治疗后
治疗组	10.68 + 4.71	43.86 + 51.48☆*	0.2352 + 0.1810	0.2405 + 0.190☆*
对照组	10.13 + 5.76	29.84 + 50.15△	0.3260 + 0.2267	0.2331 + 0.1634△

☆治疗后治疗组与对照组有显著性差异，$P<0.05$。*治疗组治疗前与治疗后比较无显著差异，$P>0.05$。△对照组治疗前与治疗后有显著差异，$P<0.05$。

表 2-4　血睾酮数值分析

组别	T（nmol/L）	
	治疗前	治疗后
治疗组	8.7144 + 6.2636	8.4555 + 4.7411*☆
对照组	9.9161 + 6.9439	9.1941 + 4.5714△

☆治疗后治疗组与对照组无显著性差异，$P>0.05$。*治疗组治疗前与治疗后比较无显著差异，$P>0.05$。△对照组治疗前与治疗后无显著差异，$P>0.05$。

表 2-5　总体疗效评定

组别	例数	痊愈	显效	有效	无效	总有效率/%
治疗组	55	5	26	10	14	74.55
对照组	54	3	14	3	34	37.04

经 Ridit 分析，$P<0.05$，表明治疗组与对照组存在显著差异，治疗组有效率明显高于对照组。

（三）讨论

国外研究报告表明，男性精液质量随年代递增明显降低，近年我国男性精液质量也呈明显下降趋势。与 20 世纪 80 年代前期数据比较，精液质量下降，精子计数、精子活力明显降低，以亚临床表现为主。适龄生育人群中约有 10% 的夫妇需要寻求医药学帮助来实现生育要求，男性生育障碍约占 30%～40%。

男性不育症病因十分复杂，相当一部分患者找不出原因，临床称为特发性不育。特发性男性不育症也称原因不明性不育症，它是指应用现有的诊断手段不能找出不育症病因的一种类型。Kamischke 等报道在男性不育症中，特发性不育症占 33%。特发性男性不育症由于病因不明，治疗理论均停留在假设基础之上，治疗没有针对性，效果有限。

少弱精子不育症属中医"精少"、"虚损"、"精冷"的范畴，该病病程较长，其常见病机肾虚、瘀血，两者可单独为病或相互夹杂，多为本虚标实之证，但以肾精亏虚夹瘀血最常见。中医认为肾藏精，主生殖，而且精子盛衰直接关系到人的生殖功能和生长发育。《素问·六节脏象论》曰："肾者主蛰，封藏之本，精之处也。"唐·孙思邈曰："凡人无子，当为夫妇具有五劳七伤，虚羸百病所致，故有绝嗣之殃。"所以，肾精亏损是少弱精子症的主要病机之一，而瘀可包括"精瘀"、"血瘀"、"冲任之瘀"，活血化瘀药物可改善组织供血和循环，减少炎症反应及水肿，减少局部炎症的渗出，抵制纤维的增生，促进腺组织的软化和缩小。改善组织缺血、缺氧，使睾丸、前列腺、精索静脉的血循环改善，生精细胞功能得到重新调节，促进精子的产生，提高活力。因此，治疗以补肾活血为基本大法，临床自拟补肾活血方，该方以补肾填精，活血化瘀为主。方中淫羊藿、仙茅、巴戟天、熟地、枸杞子、菟丝子、山萸肉补肾益精；黄芪，党参，当归，白术补气健脾，益气养血；丹参补血活血安神，用川牛膝以补肾通经，引诸药同入肾经。

　　现代医学认为，精子活动力与精囊分泌的果糖有直接关系，如人体果糖摄取不足，精子活动力减低，维生素 A、维生素 E 缺乏对精子活动力有很大影响。方中仙灵脾、菟丝子都有丰富的果糖，枸杞子、菟丝子含有维生素 A。现代药理研究淫羊藿能增强下丘脑－垂体－性腺轴及肾上腺轴等内分泌系统的分泌功能，增加附性器官重量，提高血浆睾酮含量。丹参含有维生素 E，这对精子活力减弱具有对症治疗作用。同时仙灵脾具有雄性激素作用，实验证明，能促进精液分泌，服用仙灵脾后，尿中 17－酮类醇排泄量明显增加，说明具有促进性腺功能作用。诸药同用以达到益肾生精，补而不留邪，活血不伤正的功效。

四、生精汤治疗弱精子不育症

精液异常是导致男性不育的主要原因，而其中弱精子症比例过半，2014 年 7 月至 2014 年 12 月间，笔者采用生精汤治疗弱精子症男性不育症，疗效满意。

（一）临床资料

1. 诊断标准

根据 WHO《人类精液及精子－宫颈黏液相互作用实验室检验手册》：精子活动力 1 小时 a 级加 b 级＜0.50 或 a 级＜0.25、成活率 1 小时＜0.60 为弱精子症。中医诊断标准参照卫生部制订的《中药新药临床研究指导原则》。

2. 入选病例标准

①年龄在 22～50 岁，结婚同居 1 年以上未采取仟何避孕措施，女方检查正常，男方未育。②男方精子质量检查符合诊断标准。③符合弱精子不育症诊断。④签署知情同意书。

3. 排除标准

①年龄小于 22 岁或大于 50 岁。②精神病患者及其他类似疾病。③任何严重心理异常且未能很好控制。④生殖系统器质性病变，无精子症。

4. 一般资料

60 例患者均来自上海市第七人民医院中医男性门诊，年龄 22～50 岁，平均 31.10±4.3，病程1～10 年，均符合弱精子不育症诊断标准。根据随机对照原则将 60 例患者分为 2 组各 30 例。根据 WHO《不育夫妇标准检查与诊断手册》中有关疗效标准进行病情分级，a 级加 b 级为 0.41～0.49 或 a 级为 0.21～0.24 为轻度弱精子症，a 级加 b 级为 0.20～0.40 或 a 级为 0.10～0.20 为中度弱精子症，a 级加 b 级＜0.20 或 a 级＜0.10 为重度弱精子症。治疗组轻度 8 例，中度 17 例，重度 5 例；对照组轻度 7 例，中度 18 例，重度 5 例。2 组治疗前病情轻重程度比较，经统计学处理，差异无显著性意义（$P＞0.05$），具有可比性。

（二）治疗方法

1. 治疗组

口服自拟生精汤方。处方：熟地黄 10 g，黄芪 10 g，太子参 10 g，续断 10 g，枸杞子 10 g，沙苑子 10 g，皂角刺 15 g。用法：中药配方颗粒，2 次 / 天，每次 1 包，饭后半小时服用。

2. 对照组

口服中成药五子衍宗丸，每次 6 g，2 次 / 天。

3. 疗程与禁忌

2 组均以治疗 3 个月为 1 疗程，连续治疗 1 疗程后评定疗效。治疗期间不用其他药物，忌食或少食辛、辣、酒等刺激油腻食物。

（三）观察项目与统计学方法

1. 观察项目

①治疗期间有无妊娠。②治疗前后精液检查（精液检查方法：采用北京清华同方公司彩色精子质量检测系统）。③治疗前后血清性激素睾酮（T）、促卵泡激素（FSH）、促黄体生成素（LH）。

2. 统计学方法

采用 SPSS‐13.0 统计软件包，计数资料用 x^2 检验和 Ridit 分析，计量资料数据用均数±标准差（$\bar{x} \pm s$）表示，显著性检验用 t 检验。

（四）疗效标准与治疗结果

1. 疗效标准

根据 WHO《不育夫妇标准检查与诊断手册》中有关疗效标准加以修改后进行评定。①痊愈：配偶受孕。②显效：配偶虽未受孕，但治疗后精子活动力转为正常（a 级加 b 级≥0.50 或 a 级≥0.25）。③有效：CASA 显示精子密度和精子活动力有群级间改善。④无效：治疗前后显示无变化，且临床症状未见减轻。

2. 2 组临床疗效比较

见表 2‐6。

表2-6　2组临床疗效比较

组别	例数	临床痊愈	显效	有效	无效	总有效率/%
治疗组	29	3	14	8	4	86.21
对照组	28	1	13	9	5	82.14

注：Ridit分析治疗组、对照组总有效率分别为86.21%、82.14%；组间临床疗效比较，差异有统计学意义（$P<0.05$）。

3.2 组实验室指标变化比较

见表2-7。

表2-7　两组实验室指标变化情况比较

组别	例数	精子密度（10^6/ml）	精子成活率/%	精子活动力/% (a)	精子活动力/% (b)
治疗组（前）	29	13.31±6.95	29.62±19.32	8.07±8.75	3.07±6.80
治疗组（后）	26	32.19±19.45[#*]	44.69±18.54[#]	16.39±17.24[#]	7.57±7.46[#]
对照组（前）	28	10.57±4.73	25.55±15.77	5.05±7.30	3.75±6.88
对照组（后）	27	17.62±11.45[#]	45.56±24.58[#]	15.37±12.89[#]	8.58±8.37[#]

组别	例数	精子活动力/% (a+b)	T	FSH	LH
治疗组（前）	29	15.33±13.27	9.50±2.90	5.42±3.17	4.39±1.96
治疗组（后）	26	23.96±15.93[#]	20.65±9.51[#*]	5.87±3.32[#]	5.10±2.08[#]
对照组（前）	28	11.23±12.37	7.41±5.12	5.06±2.55	3.54±1.29
对照组（后）	27	23.95±11.92[#]	15.41±6.86[#]	5.98±3.09[#]	5.37±3.86[#]

实验室指标变化情况治疗组及对照组治疗前后组内比较，精子密度、精子成活率、A、B、A+B、T、FSH、LH差异有统计学意义（$P<0.05$）；组间治疗后比较，精子密度、T差异有统计学意义（$P<0.05$）。

注：与本组治疗前比较，[#]$P<0.05$；与对照组治疗后比较，[*]$P<0.05$。

（五）讨论

目前全球至少有8000万对不育者，并以每年200万对的速度递增。而我国不育症患者至少有3500万人，男性因素占到了不育症的40%～55%。

弱精子不育症病位重点在肾、肝、脾三脏，肾虚以肾阴亏虚，精血不足居多，瘀血与肝的关系密切，湿热为肝经湿热和脾胃湿热下注所致，但以肾精亏虚夹瘀血最常见，生精汤是笔者经过长期、大量反复临床实践而研制的中药复方，以健脾益肾、活血化瘀生精为立法，方中熟地黄、太子参为君药，熟地黄补肾益精，太子参健脾，补而不腻，两者共为君药。肾为先天之本，脾为后天之本，本方采用熟地黄补肾、太子参健脾，以治其本。其中，《本经逢原》曰："熟地黄，假火力蒸晒，转苦为甘，为阴中之阳，故能补肾中元气。"《药品化义》曰："熟地，安五脏，和血脉，润肌肤，养心冲，宁魂魄，滋补真阴，封填骨髓，为圣药也。"《本草纲目》曰："填骨髓，长肌肉，生精血，补五脏、内伤不足，通血脉，利耳目，黑须发，男子五劳七伤。"由此可见，熟地黄有补肾益精的功效。太子参又名孩儿参、童参，其味甘、微苦，性平。归脾、肺经。体润性和、健脾补气生津；主治脾虚诸证。《本草从新》称其能："大补元气。"由此可见自古以来，太子参被认为健脾益气效果明显，且补而不腻。枸杞子、沙苑子、皂角刺为臣药，枸杞子、沙苑子为植物种子，补肾精，其中枸杞子是指来源于宁夏枸杞的干燥成熟果实；以滋补肝肾，益精明目为主。用于虚劳精亏，腰膝酸痛，眩晕耳鸣等症。沙苑子为豆科植物扁茎黄芪的成熟种子，其味甘，温润，性和。归肝、肾经，以温补肝肾，固精为主。茯苓利湿健脾，其味甘、淡，性平。归心、脾、肾经。皂角刺味辛、微苦性温，协助君药健脾益肾，活血化瘀。续断为佐使药，善于补肝肾，续筋骨，调血脉。全方共奏健脾补肾益精、活血化瘀生精之效。

五、生精汤治疗少弱精子不育症疗效观察

目前全世界约有 6000~8000 万对夫妇患有不育症，而且有逐年增加的趋势，且其中因男方因素导致的约占一半。在男性不育中，少弱精子症约占 3/4 比例。因此，研究治疗少弱精子症不育的高效、安全药物显得非常重要。

2010 年 10 月至 2012 年 9 月，采用自拟生精汤治疗少弱精子不育症，并进行临床观察，取得了较为满意的疗效，现将结果报道如下。

(一) 资料与方法

1. 病例选择

117 例患者均来自上海市第七人民医院中医男性门诊就诊患者，年龄 22~50 岁，平均 30.6 岁，病程 1~8 年，均符合少弱精子不育症诊断标准。

2. 诊断标准

(1) 根据 WHO《人类精液及精子——宫颈黏液相互作用实验室检验手册》：精子密度 $< 20 \times 10/L$ 为少精子症；精子活动力 1 小时 a 级加 b 级 < 0.50 或 a 级 < 0.25、成活率 1 小时 < 0.60 为弱精子症。

(2) 入选病例标准：凡年龄在 22~50 岁，结婚同居 2 年以上未采取任何避孕措施，女方检查正常，男方未育；男方精子质量检查符合诊断标准并签署知情同意书。

(3) 排除标准：年龄小于 22 岁或大于 50 岁；精神病患者及其他类似疾病；任何严重心理异常且未能很好控制；生殖系统器质性病变；无精子症。

(4) 病情分级：精子密度 $10 \times 10/L \sim 20 \times 10/L$ 为轻度少精子症；$5 \times 10/L \sim 10 \times 10/L$ 为中度少精子症；$< 5.0 \times 10/L$ 为重度少精子症。a 级加 b 级为 0.41~0.49 或 a 级为 0.21~0.24 为轻度弱精子症，a 级加 b 级为 0.20~0.40 或 a 级为 0.10~0.20 为中度弱精子症，a 级加 b 级 < 0.20 或 a 级 < 0.10 为重度弱精子症。

3. 分组根据

简单随机对照原则将 117 例患者分为治疗组 58 例和对照组 59 例，进行临床观察，两组治疗前评分病情轻重程度无显著差异（$P > 0.05$）。

4. 治疗方法

治疗组：口服生精汤，药物组成：生黄芪 15 g，炙黄芪 15 g，生地 15 g，熟地 15 g，白芍 30 g，当归 10 g，制首乌 15 g，制黄精 15 g，益母草 30 g，云茯苓 30 g，丹皮 10 g，丹参 10 g，枸杞子 10 g，杜仲 15 g，沙苑子 15 g，川断 15 g。用法：煎汤口服，量 100 ml，每日 2 次，饭后半小时服用。对照组：口服中成药五子衍宗丸 60 g，每次 6 g，每日 2 次。两组均以 3 个月为 1 个疗程，连续治疗 1 个疗程后评定疗效。

5. 疗程与禁忌

2 组均以治疗 3 个月为 1 个疗程。治疗期间不用其他药物，忌食或少食辛、辣、酒等刺激油腻食物。

6. 观察项目

有无妊娠；精液检查（精液检查方法：采用北京清华同方公司彩色精子质量检测系统）；血睾酮数值（T）。

7. 疗效评定

根据 WHO《不育夫妇标准检查与诊断手册》中有关疗效标准进行评定：临床治愈：女方怀孕；显效：少精症治疗后精子密度＞20×10/L，弱精症精子活动力 a 级加 b 级＞0.50 或 a 级＞0.25，成活率 1 小时＞0.60；有效：少精症治疗后精子密度提升＞0.30，弱精症治疗后精子活力 a 加 b 级或 a 级提升＞0.30，成活率 1 小时提升＞0.30；无效：治疗后精子密度、成活率及精子活力提升＜0.30 或无变化。

8. 统计学方法

采用 t 检验和 Ridit 分析，选用 SPSS－11.5 软件版本，观察数据 $\bar{x}\pm s$，以 P＜0.05 为差异有统计学意义。

（二）结果

1. Ridit 分析

治疗组、对照组总有效率分别为 75.86%、55.93%；组间临床疗效比较，差异有统计学意义（P＜0.05）（表 2－8）。

表 2－8 两组临床疗效比较

组别	例数	临床痊愈	显效	有效	无效	总有效率/%
治疗组	58	4	26	14	14	75.86
对照组	59	2	17	14	26	55.93

2. 实验室指标变化情况

治疗组治疗前后组内比较，精子密度、精子成活率及血睾酮差异有统计学意义

（$P<0.05$）；组间治疗后比较，精子密度、血睾酮差异有统计学意义（$P<0.05$）（表2-9）。

表2-9　两组实验室指标变化情况比较

组别	例数	精子密度（10^6/ml）	精子成活率/%	精子活动力/%（a+b）	血睾酮（nmol/L）
治疗组（前）		11.18±6.29	26.15±18.99	14.34+16.18	9.36±7.37
治疗组（后）	55	47.85±60.97*#	33.04±21.22#	17.64+13.14	11.89±6.19*#
对照组（前）		10.13±5.75	20.80±17.32	9.34+12.51	9.30±5.73
对照组（后）	54	23.04±26.44#	29.56±21.30#	14.31+14.84	9.43±5.56

注：与本组治疗前比较，# $P<0.05$；与对照组治疗后比较，* $P<0.05$。

（三）讨论

根据WHO《人类精液及精子——宫颈黏液相互作用实验室手册》指出，精子密度低于20×10^6/ml称为少精子症，在射精后60 min内，a级精子活力低于25%或a级加b级精子活力低于50%为弱精子症。临床上少精子症常与伴有精子活率低下、前向运动能力差以及精子畸形率高等症状的弱精子症同时存在，故常统称为少弱精子症。少弱精子症是一种常见的疑难病，在不孕夫妇中发病率约占40%～50%。随着人类生存环境的演变，少弱精子症的发病率呈逐年上升趋势。国外研究报告表明，男性精液质量随年代递增明显降低，我国近年男性精液质量也呈明显下降趋势。与20世纪80年代前期数据比较，精液质量下降，精子计数、精子活力明显降低，以亚临床表现为主。适龄生育人群中约有10%的夫妇需要寻求医药学帮助来实现生育要求，男性生育障碍约占30%～40%。不育问题已经成为影响社会总体生活质量及社会和谐的不可忽视的问题，目前西医治疗本病均缺乏行之有效的方法，但中医治疗有一定的疗效。本研究的临床结果表明，治疗组、对照组总有效率分别为75.86%和55.93%；经Ridit分析差异有统计学意义（$P<0.05$）；治疗组治疗前后组内比较，精子密度、精子成活率及血睾酮差异有统计学意义（$P<0.05$）；组间治疗后比较，精子密度、血睾酮差异有统计学意义（$P<0.05$）；所以中药治疗达到预期疗效。

少弱精子不育症属中医"精少"、"虚损"、"精冷"的范畴，该病病程较长。导致男子不育的原因有很多，中医认为，主要与肝脾肾有关，肾为先天之本，肾藏精，主生长发育和生殖，肾精不足，生长发育生殖失司，精虫生乏无源，即可导致男子不育；脾为后天之本，生化之源，后天之气滋养先天，精血互用，共奏生化之功，故脾胃失司，生化乏源，精血不足，亦可导致精虫不生，男子不育；肝藏血，主疏泄，精血不生，精道疏泄失司，故男子不育。方中制首乌、黄精、熟地黄、枸杞子补益肝肾精血，滋养先天之本；杜仲、沙苑子、川断补肾固精，暖下元，强筋骨，行补续血脉之功；云茯苓、生黄芪、当归补益心脾，益气养血，补气以生血、摄血、养精；白芍、炙黄芪、生地黄敛阴养血益精固表，滋肾水，益真阴；益母草、牡丹皮、丹参活血祛瘀通经；诸药相合，共奏生精之功。

六、龙胆泻肝汤治疗男科病

龙胆泻肝汤为清泄肝经之著名方剂，出自《医方集解》。方中龙胆草大苦大寒，泻肝胆实火，清下焦湿热，为君药；黄芩、栀子苦寒泻火解毒为臣药；泽泻、木通、车前子清热利湿、使湿热从小便而出，生地、当归滋阴养血以防肝经实火与苦寒泻火利湿之品损伤肝阴，柴胡疏肝解郁、条达肝气，均为佐药；甘草调和诸药为使。综观全方，泻中有补，疏中有养，使邪去而正不伤。用本方治疗某些男科疾病，疗效颇佳。

 病例 1：阴茎异常勃起

周某，32 岁。

主诉：平时性欲较强，经常自行勃起坚硬，入夜不减，性交后暂有痿软，过后勃起坚硬如故。平素身体健康，时有两胁胀痛不适，口干口苦，大便硬而不畅，小便黄，舌苔黄厚腻，脉滑而数。证属湿热内蕴、相火偏亢，治拟清利肝胆湿热。方用龙胆泻肝汤加减：龙胆草、黄芩、黄柏、泽泻、车前子（包）、山栀、当归各 10 g，柴胡 6 g，木通 3 g，生甘草 5 g。服药 14 剂后，症状明显好转，口干口苦改善，大便较前明显畅通。再拟前方加广郁金、炙远志各 10 g，全瓜蒌 15 g。再服 14 剂，症状消失。

按：阴茎异常勃起多因肝阳亢盛，致使阳强不倒。王肯堂（明）曰："所谓阳强者，非脏之真阳强也，乃肝脏之相火强耳。"故清利肝胆湿热可使肝阳亢盛得到缓解，则病症可愈。

 病例 2：早泄

李某，30 岁。

主诉：婚后性欲亢进，但易早泄，常常未进入阴道即射精。性情急躁易怒，情绪激动，头晕目眩，口苦咽干，大便秘结，小便黄赤。舌红苔黄，脉弦而数。曾自服金锁固精丸无效。由于早泄而致夫妻不和，思想负担较重而来就诊。证属肝胆火旺、迫精妄行，治拟清肝泻火。方用龙胆泻肝汤加味：龙胆草、山栀、黄芩、柴胡、生地、

泽泻各 10 g，煅龙牡（先煎）20 g，木通 3 g，生甘草 5 g。服药 5 剂后，性生活能持续
1 分钟。再以前方出入继服 7 剂，药后病情大有改善。治疗 1 个月后症状消失，性生活
正常。

按：早泄一证，与心、肝、肾关系最为密切。朱丹溪曰："主闭藏者肾也，司疏泄
者肝也，两者皆有相火，而其系上属于心。"肝火亢盛之人，遇房事极易冲动，不能自
制。情志不遂，肝气郁结，疏泄失常，约束无能。同时肝气久郁化热化火，火热下迫
精房而致早泄。通因通用，清肝泻火病因去则症状无。

病例 3：房事茎痛

王某，31 岁。

主诉：结婚一年余，每次性生活结束后自觉阴茎疼痛。同时伴有口干咽燥，口渴
欲饮，平时性格急躁易怒，情志不畅，胁肋胀痛，善太息，大便干结不畅，三日一行，
口臭较重，小便色黄，有烟酒嗜好。舌质有瘀点，脉弦。证属肝胆湿热。治拟疏肝清
热利胆。方用龙胆泻肝汤加味：龙胆草、赤芍、车前子（包）、山栀、当归、泽兰、泽
泻、丹皮、柴胡、火麻仁各 10 g，黄柏 6 g，木通 3 g，生甘草 5 g。并嘱其戒烟酒。服
药 7 剂后，大便通畅，口干好转，性交后阴茎疼痛减轻。再拟前方服药 14 剂后，症状
消失。

按：阴茎乃宗筋所会，足厥阴肝经绕阴器。情志不遂，肝郁气滞化火。此时同房，
宗筋用事，因肝脉郁滞而茎络受阻，不通则痛，故阴茎疼痛。唐容川《血证论》指出：
"前阴属肝，肝火怒动，茎中不利，甚则割痛。"治拟疏肝清热、理气解郁止痛则病症
痊愈。

病例 4：精索炎

匡某，41 岁。

主诉：左侧精索粗肿疼痛半月余，曾使用抗生素治疗无效。左侧精索有灼热感，
牵及睾丸、附睾，质地较硬，附睾肿大有压痛，左侧睾丸少量积液。同时伴有尿频、
尿急、尿痛，尿色黄浊，口中干苦，胃纳呆滞。苔黄厚腻，脉弦滑带数。证属肝经湿
热。治拟清热利湿，疏肝理气。处方龙胆泻肝汤加味：龙胆草、柴胡、黄柏各 5 g，赤
芍、泽泻、生山栀、蒲公英、连翘、橘核各 10 g，荔枝核 15 g。服药 1 周后症状缓解。
再拟前方巩固治疗 1 个月，左侧精索疼痛消失。

按：精索炎属中医"筋疝"，病位在肝，多为肝经湿热而致气血凝滞、络脉失和。故治以清热利湿、疏肝理气之龙胆泻肝汤而愈。

 病例 5：急性前列腺炎

李某，33 岁，已婚。

主诉：2 个月前因尿频、尿急、尿痛不适而至某医院就诊，诊为尿路感染，予以氟哌酸口服后症状好转。近日尿末滴白，晨起尿道口有少量脓性分泌物，会阴部疼痛作胀难忍，放射至腰部、腹部、睾丸。伴恶寒发热，体温 38.5 ℃，尿少而闭。肛门指诊：前列腺肿大，触痛明显，左侧前列腺有波动感。舌红苔薄黄，脉弦而数。西医诊为急性前列腺炎；中医诊为淋证（热毒蕴盛型）。治以泻火解毒，方选龙胆泻肝汤加减：龙胆草、泽泻、生大黄（后下）、生地、车前子（包）、皂角刺各 10 g，木通、黄芩、柴胡、黄柏、生甘草各 5 g。服药 3 天，局部及全身症状明显减轻，体温正常。再拟原法续治 5 天，诸症消失。1 个月后随访无不适。

按：急性前列腺炎属中医淋浊范畴，乃湿热袭于肝肾，蕴于精室。以清热泻火解毒为治疗原则。龙胆泻肝汤正合此意，故能药到病除。

七、起痿Ⅰ号方合前列腺素 E 治疗阳痿

（一）临床资料

根据 1993 年卫生部新药办关于阳痿的中医诊断标准：男子性交时，由于阴茎不能有效地勃起，而致性交机会的 75％以上不能进行（本组患者 55 例，均为中医男性专科门诊就诊患者，并符合器质性阳痿且排除了全身严重器质性疾病病例），均为已婚，夫妻同居，年龄在 21～70 岁，平均 39.5 岁，其中患慢性前列腺炎 25 例，患高血压病 7 例，同时伴有早泄 12 例，糖尿病 5 例，前列腺增生症 5 例。根据阳痿轻重分级：重度（3 个月完全不能性交）21 例、中度（3 个月性交成功率＜10％）25 例、轻度（3 个月性交机会中 10％～25％成功）9 例。随机分为对照组 33 例，治疗组 2 例。

（二）治疗方法

对照组单独服用起痿Ⅰ号方，药用：露蜂房、干蜈蚣、褚实子、广木香、公丁香、怀山药、枸杞子、川续断、巴戟天、怀牛膝、五味子、炙远志、酸枣仁等。煎服 2 次/天，1 个月为 1 个疗程。

治疗组在服用起痿Ⅰ号方的同时，加用前列腺素 E，阴茎海绵体注射治疗。方法：将前列腺素 E 加入注射用水溶解备用，消毒液消毒阴茎海绵体皮肤，用注射器将前列腺素 E 注入阴茎海绵体内，并压迫以防出血，平卧半小时，同时观察血压变化。前列腺素 E 剂量选择：30 岁以下用 100 μg，30～50 岁用 50 μg，50 岁以上用 20 μg，有低血压病史用 20 μg，前列腺素 E 阴茎海绵体注射 1 次/周，1 个月为 1 个疗程。

（三）疗效判定标准与治疗结果

1. 近期治愈

治疗后 3 个月以内，阴茎勃起＞90°，性交机会 75％以上成功；显效：治疗后勃起＞90°，性交机会 50％成功；有效：治疗后勃起有改善，性交机会 25％以上能成功；无效：用药前后各项指标均无改善。

2. 结果

对照组 33 例，近期治愈 9 例，显效 6 例，有效 5 例，无效 13 例，有效率 60.6%；治疗组 22 例，近期治愈 11 例，显效 7 例，有效 3 例，无效 1 例，有效率 95.5%。治疗组与对照组比较，$X^2 = 8.69$，$P < 0.05$，两组有显著性差异。

（四）讨论

阴茎不能插入阴道而完成性交称为阳痿。中医学亦有"阴器不用"、"阳事不举"、"阴起痿"等称。阳痿是男子最常见的性功能障碍之一，既可单独发生，亦可继发于其他疾病之后，并随年龄增加发病率增加。中医认为阳痿乃宗筋为病，而宗筋又为肝肾所主，其中肝主身之筋膜，肝经络属宗筋，肾主天癸之气，开窍于二阴。因此，阳痿之病与肝肾的关系至为密切，其中肝郁肾虚是功能性阳痿的最常见病因，肝郁则疏泄无权，肝经不畅，宗筋失用；肾虚则不能激发君相二火，无力主持宗筋，故在临床治疗中，以疏肝益肾起疾为大法。起痿 I 号方以疏肝而入肝经的干蜈蚣、广木香、露蜂房和滋补肾阴温补肾阳的褚实子、枸杞子、川续断、怀山药、巴戟天、怀牛膝、公丁香等药物为主。阳痿患者多伴有不同程度的神经衰弱症状，精神紧张，心理压力较大，夜寐不安，正如《景岳全书·阳痿》曰："凡思虑焦劳忧郁太过者，多致阳痿。"故在组方中加入安神药：五味子、炙远志、酸枣仁，有时可起到事半功倍的作用。从临床疗效统计结果分析来看，治疗组疗效优于对照组 $P < 0.05$，有显著性差异。所以功能性阳痿的发病与精神因素有密切关系，故心理暗示效应在本病治疗中占不可忽视的作用。采用阴茎海绵体内注射血管活性药物治疗阳痿是近 10 余年来最重要的发现之一，迄今已成功地治愈了大批心理性阳痿患者，阳痿患者不能满足女方的性生活要求，常受到女方的抱怨而产生忧虑、焦躁、性紧张或性恐惧心理，有些甚至以各种借口回避性生活，这些心理上的障碍进一步加重了患者已存在的阳痿症状，久而久之形成恶性循环。前列腺素 E 是人体内源性物质，能直接作用于阴茎海绵体平滑肌，使平滑肌舒张，海绵窦充盈，阴茎勃起，经前列腺素 E 海绵体内注射阴茎勃起后性交，勃起硬度不受情绪影响，能成功地使女方得到性满足，有利于和谐夫妻感情，解除双方思想顾虑，使患者重新树立自信心，消除心理障碍，因此在治疗时须夫妻同治，取得妻子的理解和配合。在本观察中，往往前列腺素 E 注射后勃起较好的患者在后期结合中药治疗时疗效也较理想。当然，功能性阳痿与精神因素有密切关系，但又有其体质因素，而阳痿一旦形成，精神因素又与体质因素交互作用，形成复杂的病理格局，导致内在的阴阳失调，气血不和，久病成癖，久病伤肾等多种临床证型，药物的作用正是有助于恢复这种失调与不和。所以采用药物治疗协同前列腺素 E 阴茎海绵体内注射可以从体质和心理两个方面同时达到治疗的目的，从临床观察结果也充分说明这一结果。

八、性治疗配合口服金水宝胶囊治疗勃起功能障碍

　　男性勃起功能障碍（erectile dysfunction，ED）是男性常见病，发病率呈逐年上升趋势，且发病率随年龄的增高而增加，是一种与年龄相关性疾病。笔者运用性治疗配合口服金水宝胶囊治疗，疗效显著。

（一）临床资料

1. 诊断标准

　　参照卫生部"新药办"关于阳痿的中医诊断标准。排除：①脑神经损伤所致 ED 者。②血管损伤所致 ED 者。③有严重心血管疾病者。④有严重的内脏病变（如糖尿病晚期、肝硬化）与障碍者。⑤近期有外伤或手术后康复阶段者。⑥严重变态反应疾病敏感者。

2. 一般资料

　　观察病例均为上海市第七人民医院中医男性专科门诊患者，并符合以上诊断标准，均为已婚，夫妻同居。共 100 例，年龄 21～70 岁，平均 38.8 岁；其中伴有早泄 25 例，慢性前列腺炎 31 例，前列腺增生症 27 例，高血压病 18 例，糖尿病 5 例。按国际勃起功能指数评分表（IIEF‑5）评定 ED 轻重程度（5～10 分为重度，11～15 分为中度，16～20 分为轻度）：重度 32 例，中度 45 例，轻度 23 例。随机分为 2 组各 50 例。2 组病情轻重分级程度比较，差异无显著性意义（$P > 0.05$），具有可比性。

（二）治疗方法

1. 治疗组

　　①性治疗：指在性心理治疗的基础上结合性行为训练的特殊疗法，是性科学知识的再教育和性行为矫正治疗。在给予患者性科学生理知识宣教的同时，纠正患者某些错误观念，消除引起其心理障碍的各种因素，再配合短程性感集中训练技术指导。②口服金水宝胶囊，5 粒 / 次，3 次 / 天。疗程为 1 个月。

2. 对照组

　　口服金匮肾气丸，6 g / 次，3 次 / 天。疗程为 1 个月。

（三）疗效判定标准与治疗结果

1. 疗效判定

参照《治疗男性 ED 的疗效评估》标准，观察近 3 个月性生活情况，根据 IIEF－5 评分评定疗效。①恢复正常：能理想勃起并完成性交者，或 IEF－5 评分＞21 分。②显效：治疗前后 IIEF－5 评分递增 50％。③有效：治疗前后 IIEF－5 评分递增 25％。④无效：治疗前后 IIEF－5 评分无改善。

2. 治疗结果

治疗组恢复正常 17 例，显效 22 例，有效 7 例，无效 4 例，总有效率为 92％。对照组恢复正常 11 例，显效 12 例，有效 14 例，无效 13 例，总有效率为 74％。2 组总有效率比较，差异有显著意义（$P<0.05$），治疗组优于对照组。

中医认为，阳痿与肝肾的关系尤为密切。肾主天葵，开窍于二阴。《类证治裁》曰："伤于内则不起，故阳之痿多由色欲泻精，斫丧太过。"肾虚则不能激发君相二火，无力主持宗筋，肾虚肝郁是功能性阳痿的最常见病机，故治疗以益肾疏肝起痿为大法。冬虫夏草，有益肾补肺之功效，对肾虚阳衰、精髓不足所导致的阳痿早泄、梦遗滑精、腰膝酸痛、软弱无力等有明显的治疗作用，但因冬虫夏草受自然条件的限制及暖冬气候的影响，无法满足日益增长的市场需求，价格十分昂贵，因此，国内外近年来十分重视研究冬虫夏草的治疗作用和人工培养技术。目前，国内已成功地进行了菌种分离和发酵培养，如金水宝胶囊（虫草菌丝粉），其化学成分和药理作用均与天然冬虫夏草相似，而且氨基酸、腺苷、尿嘧啶核苷等成分的含量均高于天然冬虫夏草。同时金水宝胶囊还有清除老年虚证患者氧自由基及 DNA 损伤后修复作用，对畏寒、头晕、腰膝酸软及夜尿频、耳鸣症状有较好的疗效。ED 患者多伴有不同程度的神经衰弱症状，精神紧张，心理压力较大，夜寐不安，正如《景岳全书·阳痿》记载："凡思虑焦劳忧郁太过者，多致阳痿。"因此，用金水宝胶囊治疗阳痿疗效明显。

九、中药虫草治疗阳痿

（一）一般资料

根据 1993 年卫生部新药办关于阳痿的中医诊断标准：男子性交时，由于阴茎不能有效地勃起，而致性交机会的 75％以上不能进行。本组患者 100 例，均为中医男性专科门诊就诊患者，并符合以上诊断标准（器质性阳痿及全身严重器质性疾病为排除病例），均为已婚，夫妻同居，年龄在 21～70 岁，平均年龄 38.5 岁，其中患慢性前列腺炎者 35 例、患高血压病者 17 例、同时伴有早泄者 22 例、糖尿病者 5 例、前列腺增生症患者 17 例。根据阳痿轻重分级：重度（3 个月完全不能性交）31 例、中度（3 个月性交成功率＜10％）45 例、轻度（3 个月性交机会中有 10％～25％成功）24 例。随机分为治疗组 50 例，对照组 50 例。治疗组和对照组在病情轻重分级程度上无显著差异。

（二）治疗方法

治疗组口服用金水宝胶囊，3 次／天，5 粒／次。

对照组口服金匮肾气丸，3 次／天，6 g／次。

均以 3 个月为治疗疗程。

疗效判定标准：①近期治愈：治疗后 3 个月以内，阴茎勃起＞90°，性交机会的 75％以上成功。②显效：治疗后勃起＞90°，性交机会的 50％成功。③有效：治疗后勃起有改善，性交机会的 25％以上能成功。④无效：用药前后各项指标均无改善。

（三）结果

见表 2－10。

表 2－10　疗效比较表

	近期治愈	显效	有效	无效	有效率/％
治疗组（50 例）	16	25	6	3	94
对照组（50 例）	10	15	12	13	74

治疗组与对照组 $X^2 = 12.13$，$P < 0.05$ 两组有显著差异。

金水宝胶囊有清除老年虚证者氧自由基及 DNA 损伤后修复作用，对畏寒、头晕、腰膝酸软及夜尿频、耳鸣症状有较好的疗效。因此金水宝胶囊治疗阳痿取得一定疗效。同时阳痿患者多伴有不同程度的神经衰弱症状，因不能满足女方的性生活，常受到女方的抱怨而产生忧虑、焦躁、性紧张或性恐惧心理，有些甚至以各种借口回避性生活，这些心理上的障碍进一步加重了患者业已存在的阳痿症状，久之形成恶性循环，精神紧张，心理压力较大，夜寐不安，正如《景岳全书·阳痿篇》曰："凡思虑焦劳忧郁太过者，多致阳痿。"因此要解除双方思想顾虑，使患者重新树立自信心，消除心理障碍，治疗时须夫妻同治，取得妻子的理解和配合。当然，功能性阳痿与情志因素密切关系，但又有其体质因素，而阳痿一旦形成，精神因素又与体质因素交互作用，形成复杂的病理格局，导致内在的阴阳失调，气血不和，久病成瘀，久病伤肾等多种临床证型，药物的作用正是有助于恢复这种失调与不和。

十、男性自身免疫性不育的中医治疗现状

在男性不育症患者中，有一部分人其精液常规检查，精子计数、精子的存活率、活动力、精子形态及液化时间等均在正常范围；其他检查如睾丸容量、阴茎大小、促性腺激素及性激素测定也在正常范围；对于这一部分不育患者必须进行抗精子抗体等一系列免疫检查[1]。免疫性不育即存在精子自身免疫，在血液或精浆及精子表面存在抗精子抗体，从而引起精子凝集以及活力降低，影响受孕。男子不育症病因甚多，免疫功能障碍便是其中之一。大约10％不育男子发现有抗精子抗体，其发病率占所有不育夫妇病因的3％，产生原因与生殖道感染有密切关系。运用中医的整体观，辨证与辨病相结合治疗已取得一定疗效[2]。

（一）病因病理机制

本病病位首在肝肾，其次在肺脾。病因之本为体虚，标为损伤或感染。病理机制为下虚邪恋，下虚者，肝肾肺脾之虚也；邪恋者，湿热瘀血之恋也；或由肝肾阴虚，湿热内蕴，气血不和，精道瘀滞所致；或由肺脾气虚，平时容易感冒腹泻，邪热入于营血，归于精室，阻于精道而成[3]。

（二）治疗原则

治疗男性不育当重视脾胃。《内经》曾提出男子以肾为轴心，肾主生殖，男性的生育能力取决于肾精的充盛与否，故补肾填精为治疗男子不育症的大法。然而，各脏腑之精又无不由"食气入胃，游溢精气，上输于脾，脾气散精"所转化而成，因此脾胃功能对肾精的盛衰与否起着直接和间接作用。同时为防补肾药物滋腻碍胃，应注意选用那些既能补肾又能健脾的药物，如山药、黄精、菟丝子、益智仁、芡实、莲子、补骨脂等[4]。姚氏认为治疗男性不育不宜一概施补，临证当审因辨证，因证施治，若一味妄投壮阳益精之品，往往有害无益[5]。

（三）辨证论治

曾氏辨治男子免疫性不育提出四法：①滋肝肾、生精血、资虚助育。方选转阴Ⅰ

号：生地黄、熟地黄、泽泻、牡丹皮、山萸肉，枸杞子、黄精、山药、知母、茯苓、生鳖甲、生牡蛎、癟桃干、碧玉散。②补脾肾、助肠胃、益气固藩。方选转阴Ⅱ号：黄芪、山药、白术、茯苓、党参、薏苡仁、鸡内金、当归、菟丝子、黄精、木香、五味子、砂仁。③化湿浊、解热毒、洁流清源。选转阴Ⅲ号方：萆薢、茯苓、丹参、车前子、益智仁、白术、沙苑子、川牛膝、乌药、白花蛇舌草、土茯苓、益母草、石菖蒲、黄柏。④逐痰瘀、通经络、畅达精道。方选转阴Ⅳ号：半夏、贝母、玄参、白芥子、青皮、陈皮、蒲黄、丹参、王不留行、当归、川芎、穿山甲、海藻、昆布、牡蛎。以上药物均以水煎服，每天 1 剂[6]。

徐氏按审证求因，审因论治的原则，将 33 例男子免疫性不育患者分两个证型进行治疗：肝肾阴虚湿热证，治以滋阴降火，清利湿热，方药：生地黄、泽泻、茯苓、车前子、白芍、牡丹皮、知母、黄柏、碧玉散、生鳖甲；肺脾气虚易感证，治以补肺健脾，清肠泄热，用药：人参、白术、茯苓、怀山药、广木香、砂仁、黄连、薏苡仁、益元散、芡实。服药 3 个月为 1 个疗程，治疗 2 个疗程复查结果：血清抗精子抗体转阴者 25 例，阴转率为 75.76%。其中女方怀孕者 16 例，受孕率为 48.5%。

（四）一方为主，随证加减

袁氏治疗 14 例血清抗精子抗体阳性患者，运用活血化瘀法（桃仁、当归、川芎、王不留行、路路通、仙茅、赤白芍、牛膝、淫羊藿、熟地黄、穿山甲、红花）治疗，肾气（阳）虚者加五子衍宗丸；阴虚者去仙茅、淫羊藿，加用生地黄，黄芪、黄精，每天 1 剂，30 天为 1 个疗程，治疗 2 个疗程后显效 4 例，有效 9 例，无效 1 例[7]。

祁氏运用解毒化瘀生肌法（金银花、蒲公英、紫花地丁、黄芩、制大黄、丹参、当归、川芎、生黄芪、生地黄、生甘草）治疗 46 例男子免疫性不育患者，有阳虚表现者去黄芩、生地黄，加淫羊藿、巴戟天。治疗 1 个月为 1 个疗程，连续服药 1～3 个疗程。结果：血清抗精子抗体转阴且受孕者 33 例（占 71.7%）；血清抗精子抗体转阴而未受孕者 7 例（占 15.2%）；血清抗精子抗体未转阴者 6 例（占 13.0%）[8]。

罗氏用消抗方（生地黄、赤芍、牡丹皮、丹参、土茯苓、白蒺藜、蝉蜕、黄芪、防风、白术）治疗免疫性不育症 20 例。该方具有清热凉血、活血、疏风固表功效。兼肝胆湿热者合龙胆泻肝汤；兼下焦湿热者合萆薢分清饮加减；肾气虚者合补肾益精方，肾阴虚者合知柏地黄丸，脾虚者合参苓白术散；气滞血瘀者合活血祛瘀汤；过敏体质者合消风散；精液 pH 偏高者加乌梅、白芍、五味子；易感冒者合补中益气汤。治疗 3～6 个月，结果：痊愈 17 例，好转 2 例，无效 1 例。已孕产者 12 例[9]。

（五）专方专药

陈氏等运用知柏地黄丸治疗 60 例男子免疫性不育患者，另设对照组（口服泼尼松 5 mg，1 次/天，维生素 C 0.3 g，3 次/天）。两组均以 40 天为 1 个疗程。结果：对照组痊愈 4 例，有效 10 例，无效 16 例，总有效率 46.6%；治疗组痊愈 14 例，有效 34 例，无效 12 例，总有效率 80.0%。两组比较，以治疗组疗效明显（$P<0.05$）[10]。

戴氏等用免疫 II 号（知母、黄柏、生地黄、山萸肉、山药、牡丹皮、丹参、柴胡、茯苓、蒲公英、金银花、赤芍、生大黄、牡蛎）治疗免疫性不育症 48 例。每日 1 剂，水煎 2 次，早晚分服；对照组每日服泼尼松 10 mg，分 2 次服，3 个月为 1 个疗程，治疗 3 个疗程。结果：治疗组痊愈 31 例（64.58%），其中妊娠 15 例（31.25%），有效 10 例（20.83%），无效 7 例（14.58%）；对照组痊愈 9 例（30%），其中妊娠 3 例（10%），有效 7 例（23.33%），无效 14 例（46.67%），两组比较有显著性差异（$P<0.01$）[11]。

（六）小结

中医主要根据症状对免疫性不育进行分型，有实证和虚证之分，实证又分为瘀血和湿热两个方面，虚证分别表现在肺、脾、肾三脏为多，主要有肺肾两虚、脾肾两虚、肺脾气虚、肾阴或肾阳虚亏等，而临床辨证则以虚实夹杂者为多见，故辨证论治是中医治疗该证的主要方法，但由于有的不育症患者并无明显主诉，故在治疗过程中辨证与辨病相结合也是非常必要的。西医实验室检查也可作为加减药物的依据，如精液成分呈碱性者可加入酸性中药如五味子、乌梅等；精液中低锌者加入含锌成分较高的中药如川断、牡蛎等；有炎症细胞者可加入金银花、蒲公英等；神疲乏力者加服补中益气口服液。同时治疗过程中调畅情志也非常重要，可口服柴胡疏肝散，因保持心情舒畅对精液的质量有益。通过以上临床实验研究证明，中医药治疗免疫性不育有着广泛的前景。

参考文献

[1] 周智恒. 现代中医药应用与研究大系男性科. 上海：上海中医药大学出版社，1995：37.

[2] 徐福松. 男科纲目. 南京：南京大学出版社，1993：384.

[3] 徐福松. 辨证分型治疗男子免疫性不育症 33 例. 江苏中医，1990（2）：9.

[4] 陈德宁. 论治男性不育当重视调理脾胃. 新中医，1997，（29）9：43.

[5] 姚明佐. 男科理论与临床. 北京：中国医药科技出版社，1997：466.

［6］ 曾庆琪. 辨治男子免疫性不育四法. 江苏中医, 1998, 19 (1): 15.

［7］ 袁茂云. 活血化瘀法治疗男性免疫性不育 14 例. 中医杂志, 1996, 37 (1): 35.

［8］ 祁天寿. 解毒化瘀生肌法治疗男子自身免疫性不育. 实用中西医结合杂志, 1997, 10 (13): 1245.

［9］ 罗建辉. 消抗方加减治疗免疫性不育症 20 例观察. 新中医, 1997, 29 (2): 41.

［10］ 陈晓平, 陈旦平, 刘泰. 知柏地黄丸治疗男子免疫不育及其对体液免疫的影响. 中医杂志, 1994, 35 (10): 610.

［11］ 戴宁. 免疫Ⅱ号治疗男性阴虚火旺型免疫性不育症 48 例临床观察. 中国中西医结合杂志, 1998, 4 (18): 239.

十一、中医辨证论治法治疗慢性前列腺炎

2006～2007 年，笔者运用中医辨证论治法治疗慢性前列腺炎 50 例，并设口服前列康治疗 50 例作为对照组，临床疗效满意。

（一）临床资料

全部病例来源均符合以下诊断要点：①多见于青壮年男性。②尿道口滴白。③排尿不适或有尿频尿急尿痛。④会阴部或直肠有坠胀感或疼痛感、疼痛常放射到腰骶部或骶骨上、睾丸、腹股沟等处。⑤直肠指检前列腺正常或稍大，轻度压痛。⑥前列腺液镜检：白细胞≥10/HP，卵磷脂小体显著减少或消失。⑦可有早泄、遗精等性功能障碍。随机分为治疗组 50 例，对照组 50 例，最小年龄 19 岁，平均 28.5 岁，病程 1 个月至 20 年。其中伴有性功能障碍者 21 例；因不育症就诊而发现慢性前列腺炎者 24 例；伴有前列腺增生者 15 例；并发血精者 4 例。

（二）治疗方法

治疗组采取中医辨证论治法，所有患者按中医辨证分 4 型：①湿热肾虚并重，治拟消补兼施，通涩同用，补肾导湿，自拟前列腺Ⅰ号方，该方由萆薢分清饮和菟丝子丸加减而成，程钟龄曰："补肾，菟丝子丸主治；导湿，萆薢分清饮主之。"方药：萆薢 10 g，菟丝子 10 g，云茯苓 10 g，车前子（包）10 g，泽泻 10 g，川断 10 g，沙苑子 10 g，石菖蒲（包）3 g，生甘草 3 g。②湿热为重，治拟清热化湿通淋，自拟前列腺Ⅱ号方加减，方药：银花藤 30 g，紫地丁 30 g 荔枝草 15 g 黑山栀 15 g，车前子（包）10 g，淡竹叶 6 g，野菊花 30 g，三棱 10 g，莪术 10 g，丹皮 10 g，丹参 10 g。③瘀血为重，治拟活血化瘀通淋，自拟前列腺Ⅲ号方加减，方药：丹参 10 g，红花 6 g，炙乳香 10 g，炙没药 10 g，赤芍 10 g，泽兰 10 g，川楝子 10 g，香附 6 g，王不留行（包）10 g，小茴香 6 g。④肝郁为重，治拟疏肝解郁，理气通淋，同时强调心理诱导尤为重要，自拟前列腺Ⅳ号方加减，用药：青皮 10 g，陈皮 10 g，延胡索 10 g，川楝子 10 g，枳壳 10 g，香附 6 g，龙胆草 3 g，当归 10 g，小茴香 6 g。随证加减：睾丸胀痛明显者加青皮 10 g，枸橘李 10 g；口干欲饮者加天花粉 10 g；伴有血精者加女贞子 10 g，旱莲

草 10 g；滴白明显者加金樱子 10 g，芡实 10 g；小便分叉者加陈葫芦 30 g；阳痿者加九香虫 6 g，露蜂房 10 g；腰酸明显者加枸杞子 10 g；阴茎胀痛者加赤芍 10 g；夜寐不和伴有轻度神经衰弱者加酸枣仁 10 g，牡蛎 20 g；早泄者加莲须 10 g，芡实 10 g；会阴肛门下坠明显者加黄芪 10 g，党参 10 g。水煎服，2 次／天。对照组口服前列康，3 粒／次，3 次／天。所有病例中湿热肾虚并重型 45 例，湿热为重型 41 例，瘀血为重型 10 例，肝郁为重型 6 例。

两组均以 3 个月为 1 个疗程，治疗 1～3 个疗程。

（三）疗效评定

（1）临床治愈：①临床症状消失。②3 次前列腺液常规检查均正常。

（2）好转：①临床症状改善。②前列腺液常规仍不正常。

（3）无效：临床症状及实验室检查均同治疗前。

两组治疗结束后患者均无明显不良反应。

（四）结果

见表 2 - 11。

表 2 - 11　治疗后两组疗效对照

组别	例数	临床治愈	好转	无效	总有效率／%
治疗组	50	30	16	4	92.0*
对照组	50	16	22	12	76.0

与对照组相比，* $P < 0.05$。

慢性前列腺炎可分为细菌性前列腺炎和非细菌性前列性炎（又称充血性前列性炎），为中医男科多发病，约占男科门诊 40%。由于前列腺胞膜的屏障作用，药物不易渗透前列腺上皮而进入膜内，达不到治疗目的，故该病往往经久不愈，反复发作，给患者带来诸多痛苦。慢性前列腺炎在中医范畴中归属于"淋浊"、"精浊"、"白淫"。中医病机分析该症多属湿热肾虚并重、湿热为重、瘀血为重、肝郁为重等 4 型，同时久病至虚，虚实夹杂，本虚标实，病因病机错综复杂，故中医辨证论治，随证加减优于单方治疗，临床统计治疗组优于对照组且有显著差异也说明这一问题。慢性前列腺炎多表现为腰骶、下腹、会阴等处广泛疼痛和不适感，同时伴有性功能障碍，经久不愈，反复发作，故患者焦虑悲观无望，从而多思多虑，失眠多梦，精神萎软不振，记忆力减退，对疾病非常重视，难于自拔，在药物治疗的同时注重心理治疗，解答患者疑问，消除不必要的顾虑，给患者树立治愈疾病的信心，有时可以收到事半功倍的疗效。

十二、公英葫芦茶治疗癃闭

1998年2月至2000年3月，笔者运用徐福松名中医经验方公英葫芦茶治疗癃闭症75例，并设口服前列康治疗30例作对照，临床疗效满意。

（一）临床资料

全部病例来源均符合《中药新药临床研究指导原则》（卫生部新药办1993年版内部资料）中医诊断标准：①尿意频急，反复用力排尿，但小便难出，点滴不畅或闭塞不通。②小腹膨满、胀痛。③排尿虽困难，但不伴尿道涩痛。④经查膀胱有残余尿液。

根据以上标准选择病例105例，均为前列腺增生症引起的癃闭，病程最短5个月，最长20余年。根据癃闭病情轻重分级记分方法（表2-12），其中重度者35例，中度53例，轻度17例。随机分为两组：治疗组75例，年龄最大者89岁，最小39岁，平均55.6岁，其中重度26例，中度37例，轻度12例，病情轻重分级平均得分9.6分；对照组30例，年龄最大85岁，最小43岁，平均52.8，其中重度9例，中度15例，轻度6例，病情轻重分级平均得分9.4分。两组统计学上无显著差异。

表2-12 癃闭病情轻重分级方法

症状体征	0分	1分	2分	3分
排尿状况	正常	尿细呈线状	尿流断续成线	尿流涓滴而下不成线
小腹症状	无症状	满闷感	胀、满	胀、满、痛
排尿时间	<40 s	40～50 s	51～60 s	>60 s
残留尿量	<10 ml	10～50 ml	51～100 ml	>100 ml

注：按表1记分方法计算积分，以积分的多少作为病情轻重分级标准。轻度≤7分，中度8～10分，重度≥11分。

（二）治疗方法

1. 治疗组

公英葫芦茶为基本方［蒲公英15 g，陈葫芦30 g，冬葵子30 g，王不留行30 g，车前子（包）30 g，三棱15 g，莪术15 g，肉桂3 g，益智仁30 g，牛膝10 g］，随症加减：

小腹作胀者加小茴香、台乌药理气消胀；会阴下坠明显者加服补中益气口服液；口干欲饮者加天花粉 10 g。阳痿者加九香虫 6 g；夜寐不和伴有轻度神经衰弱者加酸枣仁 10 g，牡蛎 20 g；纳食不香者加炙鸡金 10 g。水煎服，2 次/天。

2. 对照组

口服前列康，3 粒/次，3 次/天。

两组均以 1 个月为 1 个疗程，治疗 1～3 个疗程。

（三）疗效观察

1. 疗效判定标准

①临床控制，主要症状和体征消失，积分下降 90％及以上，理化指标恢复正常。②显效，主要症状和体征大部分消失，积分下降 60％～89％，理化指标基本正常。③有效，主要症状和体征部分减轻或消失，积分下降 15％～59％，理化指标有所好转。④无效，主要症状和体征无变化，甚至加重。

2. 疗效结果

见表 2－13。

表 2－13　两组疗效比较

组别	例数	临床控制	显效	有效	无效	总有效率/％
治疗组	75	15	31	24	5	93.4
对照组	30	2	8	13	7	76.7

注：与对照组相比，$X^2 = 9.6075$，$P<0.05$。

癃闭是指小便量少，点滴而出，甚则闭塞不通为主症的一种疾病，相当于现代医学各种原因引起的尿潴留。本次观察所选病例均为前列腺增生症所致。前列腺增生症属中医"癃闭"范畴，癃闭病因病机复杂多端，病程较长，久病致瘀致虚。《素问·上古天真论》中记载"丈夫……七八，肝气衰，筋不能动，天癸竭，精少，肾脏衰，形体皆极"；张景岳有"或以败精，或以槁血，阻塞水道而不通"之论；《诸病源候论》有："小便不通，由膀胱与肾俱热故也。"说明癃闭的病因病机为肾阳虚衰，气化不利或湿热下注，瘀血内停，阻塞膀胱，经络痹阻，水道不畅而成癃闭。本实验观察通淋汤治疗 BPH，提出清热利湿、活血通淋的治疗原则：方中蒲公英利湿通淋、清热解毒；陈葫芦在《本经》中记载"利水力较强"，现代药理认为陈葫芦煎剂有显著利尿作用；冬葵子能利水通淋，治疗淋病；王不留行味苦，性平，善于通利血脉，走而不守，李时珍总结前人用药经验，认为该药既能活血、下乳，又能利水通淋，可配蒲公英等清热解毒散结；车前子利水并能清下焦湿热，《本经》记载车前子"主气癃，止痛，利水道通小便"；益智仁在《本草拾遗》中被记载"主遗精虚漏，小便余沥，益气安神，补不足"；肉桂温补肾阳，行气利水，有助于膀胱气化功能的恢复，《素问·灵兰秘典论》曰："膀胱者，州都之官，津液藏焉，气化所能出矣。"同时膀胱的气化有赖于肾阳的作用，肾为水脏，膀胱为水腑，肾与膀胱在生理上共同完成泌尿功能，而肉桂温补肾阳，可达此目的；牛膝既补又善行，又能利尿通淋，活血化瘀，《医学衷中参西录》记载牛膝"善治淋疼，通利小便，此皆其力善下行之效也"；棱莪术为活血化瘀的代表药物，现代药理研究证明，活血化瘀药物能明显改变血液流变性，降低血浆黏度，加快血液循环，改善局部的充血水肿，可能具有使腺体软化和缩小的作用。综观全方，具有清利湿热、活血通淋之功效，临床观察疗效满意。

十三、通淋方治疗良性前列腺增生

良性前列腺增生症是以排尿困难为临床特征的男性老年病、多发病。该病可引起急性尿潴留、血尿、泌尿系感染、膀胱结石、肾功能损害等并发症,长期困扰着老年患者的身心健康。目前治疗方法及药物多种多样,但其疗效难以令人满意。2005 年 1 月至 2006 年 5 月,采用名中医叶景华经验方通淋方治疗该病,并进行临床观察,取得了较为满意的疗效,现将结果报道如下。

(一) 资料与方法

1. 病例选择

60 例患者均来自上海市第七人民医院中医男性门诊和中医病房就诊患者,年龄 36~85 岁,平均 52.6 岁,病程 1~30 年,均符合 BPH 的诊断标准。

2. 诊断标准

(1) BPH 诊断标准:参考《临床疾病诊断依据治愈好转标准》,根据临床症状,直肠指检,超声波检测确诊。

(2) 中医辨证诊断标准:小便频数而清,或点滴不爽,或尿后余沥不尽,或夜尿频多,排尿无力,小腹胀满疼痛,面色苍白,神气怯弱,畏寒,腰膝酸软无力或冷,舌淡紫暗或有瘀斑、瘀点,苔薄白,脉沉细或迟涩。

(3) 排除标准:过敏体质,合并尿路感染,急性尿潴留、肾功能不全,精神病患者及其他类似疾病,如前列腺癌、前列腺结核、神经源性膀胱功能障碍、膀胱颈硬化症等。

3. 分组

根据简单随机对照原则将 60 例患者分为治疗组 30 例和对照组 30 例,进行临床观察,两组治疗前 IPSS 评分病情轻重程度无显著差异($P>0.05$)。

4. 治疗方法

治疗组:通淋方治疗,组成:肉桂 3 g,炮山甲 10 g,地鳖虫 10 g,留行子 30 g。用法:口服煎药,100 ml/次,2 次/天,饭后 30 min 服用。对照组:口服非那雄胺,5 mg/次,1 次/天。治疗疗程均为 3 个月。

5. 观察项目

IPSS 评分；前列腺体积大小；膀胱残余尿量。

症状分级：0～7 为轻度症状；8～19 为中度症状；20～35 为重度症状。

6. 疗效评定

临床控制：IPSS 积分下降 90% 及以上；显效：IPSS 积分下降 60%～89%；有效：IPSS 积分下降 15%～59%；无效：IPSS 积分无变化甚至加重。

7. 统计学方法

采用 t 检验和 Ridit 分析，选用 SPSS-11.5 软件版本，观察数据 $\bar{x}\pm s$，以 $P<0.05$ 为差异有统计学意义。

（二）结果

见表 2-14～表 2-17。

表 2-14　两组治疗前后 IPSS

组别	例数	IPSS 分值	
		治疗前	治疗后
治疗组	30	27.03＋5.78	17.40＋5.61*
对照组	30	28.20＋5.23	20.90＋7.13

* 与对照组比较，$P<0.05$。

表 2-15　两组治疗前后前列腺体积

组别	例数	前列腺体积/ml	
		治疗前	治疗后
治疗组	30	46.88＋10.64	46.5＋10.30*
对照组	30	46.77＋13.08	46.67＋12.52

表 2-16　两组治疗前后膀胱残余尿

组别	例数	残余尿/ml	
		治疗前	治疗后
治疗组	30	59.1＋17.43	39.8＋15.97*
对照组	30	60.4＋18.54	49.1＋19.05

* 与对照组比较，$P<0.05$。

表 2-17　两组治疗前后疗效

组别	例数	临床控制	显效	有效	无效	有效率/%
治疗组	30	1	10	10	9	70.00
对照组	30	0	9	11	10	66.67

治疗过程中治疗组无明显不良反应，对照组有 3 例出现性功能障碍。

（三）讨论

随着生活节奏不断加快，BPH 患者有呈年轻化发展趋势。由于前列腺外壁脂膜坚硬不易被药物穿透使治疗方法显得被动、消极，不能获得手术达到的效果。因而研究及诊治 BPH 的方法显得尤为重要。

BPH 中医证属癃闭范畴，以小便量少，点滴而出，甚则闭塞不通的一种疾患。根据大量临床病例分析，肾阳虚和瘀血是 BPH 发病的主要原因。通过检测血液流变学指标发现健康人与前列腺增生患者比较有显著差异，认为瘀血是前列腺增生的病理变化之一。其中医病因病理机制复杂多端，病程较长，久病致瘀致虚，故活血化瘀是治疗前列腺增生症的主要原则。现代药理证明，活血化瘀药物能明显改变血液流变性，降低血黏度，加快血液循环，改善局部的充血水肿，可能具有使腺体软化和缩小的作用。通淋方由肉桂、炮山甲、地鳖虫、留行子四味中药组成，方中肉桂温补肾阳，行气利水，有助于膀胱气化功能的恢复。穿山甲、地鳖虫归肝经，穿山甲性善走窜，无微不至，能行瘀滞、消症积、利九窍。《医学衷中参西录》曰："穿山甲，味淡性平，气腥而窜，其走窜之性，无微不至，故能宣通脏腑，贯彻经络，透达关窍，凡血凝血聚为病，皆能开之……至症瘕积聚，疼痛麻痹，二便闭塞诸证，用药治不效者，皆可加山甲作向导。"地鳖虫味咸性寒，擅破血逐瘀，消症散结。《本草经疏》曰该药"咸寒能入血软坚……"王不留行味苦，性平，有行血清热解毒功效，行而不住，善行血脉，消肿散结。《外台秘要》曰："本品治诸淋，对于膀胱血瘀而致小便涩痛不利，用此药均可利尿通淋。"综观全方，具有温通小便、软坚散结、活血化瘀之功效。

非那雄胺为 5α - 还原酶抑制剂，能使前列腺体积缩小，但症状并不能完全改善，因为前列腺体积不是构成症状的唯一因素。治疗组在前列腺体积无明显变化的前提下，IPSS 有明显下降，膀胱残余尿量明显减少，且中药治疗组优于对照组（$P<0.05$），说明中药治疗良性前列腺增生症能大大改善患者的症状，提高生活质量。中医药更注重患者整体症状，明确症状和体征的前提下，选方施治，这也是本研究选用 IPSS 为疗效评定的重要原因。实验过程中前列腺体积无明显变化，可能与观察时间不够有关，3 个月疗程是以临床预初观察为依据，多数临床报道服用非那雄胺 2～3 个月见效，在以后的临床实验中将对药物的不良反应、费用和前列腺体积等进行观察。对照组有 3 例出现性功能障碍，是否因 5α - 还原酶抑制剂影响雄激素的分泌而导致性欲减退、勃起障碍，有待进一步随访观察。

十四、中药肠道透析法治疗慢性前列腺炎

1995～1997 年笔者采取肠道透析法治疗慢性前列腺炎，取得明显疗效。

（一）临床资料

本组 35 例中。年龄最小者 17 岁，最大者 65 岁，平均年龄 42.5 岁；病程最短者 2个月，最长者 12 年；已婚 28 例，未婚 7 例；伴前列腺肥大 9 例，早泄 3 例，阳痿 5例，射精后疼痛 2 例，血精 2 例。诊断标准主要依据《临床疾病诊断标准与国家检验标准》既往有泌尿系感染史，反复出现下腹及会阴部隐痛不适，伴尿频及排尿痛，或二便后有白色分泌物从尿道溢出，或有性功能减退。病程在 2 个月以上，直肠指检前列腺有压痛或硬节感。每高倍镜视野前列腺液中白细胞大于 10 个，或出现红细胞。细菌培养阳性。B 超检查前列腺增大或稍大，内部回声不均匀，包膜不完整。

（二）治疗方法

患者排空大小便，取截石位。将煎好的汤药（温度在 37℃左右）通过灌肠桶灌入直肠和结肠部，留置半小时以上。1 次 / 天，15 天为 1 个疗程。中药组方：一见喜、生地榆、蒲公英、萆薢、王不留行、桃仁。

（三）治疗效果

痊愈（症状消失，前列腺液常规检查恢复正常，前列腺触痛消失，B 超检查前列腺大小正常，回声均匀）19 例；显效（主要症状基本消失，或明显减轻，前列腺液常规检查接近正常，前列腺无明显触痛，B 超检查前列腺较治疗前有明显缩小，回声尚均匀）11 例；好转（症状减轻，前列腺液常规检查有改善，前列腺触痛减轻，B 超检查前列腺较治疗前有改善，仍有少许回声不均匀）3 例，无效（症状、体征及前列腺液常规检查无改善，B 超检查同治疗前无改变）2 例。

（四）讨论

慢性前列腺炎因前列腺胞腺管及间质呈炎性反应，坏死灶纤维化，管腔狭窄，或

小管被脓细胞和上皮细胞堵塞，腺胞被扩张，有的则因纤维性变而缩小，表面坚硬，腺管阻塞，腺体纤维化。中医辨证为湿热血瘀，治以清热除湿，活血散瘀。方中一见喜、生地榆、蒲公英、萆薢相配，具有清热除湿之功，与桃仁、王不留行配伍，增加了活血化瘀、止肿消痛之效。汤药保持37 ℃的温度，可促进局部血液循环，增加药物吸收和炎性物质的渗透。另外，采用肠道给药，可使药物直接作用于局部，有效成分能很快进入前列腺组织，并达到较高浓度。此法还可避免患者因久服苦寒中药伤及脾胃之虞。

前列腺的血供主要来自膀胱下动脉及直肠中动脉，其静脉回流到膀胱前列腺丛，向前与阴部静脉丛相连，经膀胱下静脉回流到髂内静脉。直肠的血液供应来自直肠下动脉、直肠上动脉、肛门动脉和骶中动脉，静脉血通过直肠上下静脉丛汇集到髂内静脉。因此直肠与前列腺之间有密切的血运关系。

临床研究发现，通过直肠给药进入前列腺的药物浓度是静脉给药的8倍。肠道透析方法不仅可以缩短疗程，还能大大提高治疗有效率。以后可在这种方法的基础上设计中成药制剂，使用肛门塞药方式达到同样的治疗目的。

十五、中药治疗慢性前列腺炎概况

慢性前列腺炎是男科常见病，其病程迁延，容易反复，治疗比较棘手。近年来中医药治疗慢性前列腺炎的临床资料综述如下。

（一）内治法

内治法主要包括分型施治及辨病施治，仍是临床上的主要治疗方法。

王绍金将慢性前列腺炎分为 4 型：①肾阴虚型予黄柏、熟地、合欢皮、土茯苓、白花蛇舌草、地龙、蜈蚣、鳖甲、穿山甲、黄芪、王不留行、菟丝子、女贞子、萹蓄、甘草。②气滞血瘀型予黄芪、延胡、地龙、虎杖、白花蛇舌草、穿山甲、莱菔子、赤芍、乳香、没药、甘草。③脾肾阳虚型予熟地、山药、山茱萸、生地黄、黄芪、玄参、杜仲、肉苁蓉、菟丝子、蜈蚣、白术、车前子、合欢皮、甘草。④湿热下注型予黄柏、草薢、石菖蒲、茯苓、白术、木通、苦参、车前子、莲子心、地龙、滑石、甘草。主张肾阴虚兼见虚火上炎慎用八正散之类清热解毒，否则反使病情加重[1]。

陈子胜等分慢性前列腺炎为 3 型：①湿热型用龙胆草糖浆（龙胆草、败酱草、马齿苋、川草、通草、川牛膝、飞滑石）。②瘀滞型用瞿麦糖浆（瞿麦、三棱、红花、浙贝、益智仁、生麦芽）。③肾虚型用前列腺炎糖浆（淫羊藿、枸杞子、急性子、黄芪、当归、熟地、陈皮、制首乌），并配合前列腺按摩，治疗 28～90 天，83 例中治愈 31 例，显效 24 例，有效 17 例，无效 11 例，总有效率为 86.7%[2]。

徐斌亦将慢性前列腺炎分为 4 型：①湿热型，药用马鞭草、生薏苡各30 g，六一散 20 g，茯苓、当归尾各 15 g，草薢、怀牛膝、车前草各 12 g，赤芍 10 g，黄柏、龙胆草、地龙各 9 g。②气滞血瘀型，药用王不留行、丹参各 15 g，赤芍、丹皮、桃仁、红花、穿山甲、皂角刺、怀牛膝、玄胡索、乌药、小茴香各 10 g，木通 6 g。③阴虚火旺型，药用生地、女贞子、墨旱莲、肥知母、丹参、茯苓各 15 g，丹皮、泽泻、赤芍各 10 g，莲子心、黄柏各 6 g，琥珀末 3 g。④肾虚型，药用党参、黄芪、当归、何首乌各 15 g，菟丝子、枸杞各 30 g，车前子、草薢各 12 g，甜苁蓉、沙苑子、牛膝、山药、鹿角片各 10 g。治疗 10～105 天，76 例中，痊愈 50 例，好转 24 例，无效 2 例，总有效率为 97.4%[3]。

周安方辨证分为 2 型：①湿热蕴结型，自拟 I 号方：生黄芪 20 g，白花蛇舌草 30 g，蒲公英 20 g，土茯苓 20 g，生大黄 10 g，虎杖 15 g，败酱草 15 g，黄柏 10 g，萹蓄 15 g，生甘草 10 g。尿道灼热刺痛较重者加石韦 10 g，木通 10 g；尿道滴白较多者加萆薢 15 g，车前子 15 g；前列腺按压液中脓细胞满视野者加银花 20 g，连翘 20 g；EPS 中有红细胞，或见肉眼血精者加旱莲草 15 g，白茅根 20 g。②湿热兼瘀型，自拟 II 号方：生黄芪 20 g，白花蛇舌草 30 g，蒲公英 20 g，土茯苓 20 g，熟大黄 10 g，虎杖 15 g，赤芍 20 g，元胡 20 g，川楝子 10 g，乌药 10 g。会阴部疼痛者加炮山甲 10 g，炙乳香、炙没药各 10 g。平均服药 44 剂，147 例中痊愈 102 例，显效 34 例，好转 9 例，无效 2 例，总有效率为 98.6%[4]。

徐福松等将慢性前列腺炎分为湿热下注、瘀血内阻、脾气虚弱、肾虚不固、虚实夹杂五型，均口服保精片（由菟丝子、益智仁、茯苓、丹参、车前子、萆薢、碧玉散、小茴香、川断等组成）6 片（相当于生药 9 g），2～3 次/天，2 个月为 1 个疗程。观察 218 例，经 1 个疗程治疗后，痊愈 43 例，显效 125 例，有效 31 例，无效 19 例，总有效率为 91.28%。统计结果提示：慢性前列腺炎以虚实夹杂型最多（66 例），其次是瘀血内阻型（44 例），其余三型基本相同，并认为不同证型疗效无显著差别[5]。

许多医者亦以辨病为主，随证加减治疗慢性前列腺炎，也取得较满意的疗效。周端求采用玄地阿胶汤，药用：玄参、生地各 15 g，阿胶（烊）、黄柏、车前子、乳香、没药各 10 g，蒲公英、紫草各 20 g。气虚乏力加党参、黄芪；阳虚肢冷加附子、肉桂；大便燥结加大黄、元明粉（冲）；下腹胀甚加乌药、川楝子。共治疗 86 例，结果显效 46 例，好转 28 例，无效 12 例，总有效率为 86%[6]。

徐波以前列腺 II 号方治疗，基本方：地龙 15～30 g，王不留行、白花蛇舌草各 20～30 g，土茯苓 15～20 g，木通、车前子、白头翁、蒲公英、川芎各 10 g，川续断 20 g，黄柏 6～10 g。附证加减，共治 44 例，治疗 20～40 天，痊愈 8 例，显效 15 例，有效 16 例，无效 5 例，总有效率为 89%[7]。

秦玮自拟活血化瘀利湿汤：桃仁 12 g，红花 6 g，丹皮 15 g，丹参 20 g，赤芍、萆薢、瞿麦、泽泻各 15 g，败酱草 25 g，凤尾草 30 g。湿热甚加黄柏、木通；少腹胀痛加乌药、川楝子、青皮；肾虚加鹿角片、仙灵脾、菟丝子。共治 42 例，近期痊愈 15 例，好转 23 例，无效 4 例，总有效率为 90.5%[8]。

黄之光采用清热利湿法，药用：野菊花 15 g，连翘 10 g，泽泻 10 g，鱼腥草 30 g，龙胆草 10 g，木通 10 g，黄柏 10 g，红藤 30 g，萆薢 10 g，黄芩 10 g，生甘草 5 g。治疗 48 例，痊愈 17 例，显效 19 例，好转 10 例，无效 2 例，总有效率为 95.83%[9]。

高自州自拟回春汤：天花粉、红藤各 60 g，大黄、夏枯草各 20 g，野菊花、玄参、双花、公英、败酱草各 30 g，柴胡、川芎、龙胆草各 12 g。尿频、尿急、尿痛明显者加萹蓄、通草；肝肾阴虚者加服六味地黄丸；脾虚者加服补中益气丸；血精者加赤芍、生地、丹皮；尿道口滴白者加萆薢、石菖蒲；舌暗或有瘀斑者加桃仁、红花、丹参；阳痿加蜈蚣；早泄加水陆二仙丹。治疗 30～60 天后，160 例中痊愈 63 例，显效 73 例，有效 24 例[10]。

（二）外治法

采取前列腺局部用药治疗。

1. 熏洗坐浴法

贾美华采用芒硝、益母草、天花粉各 30 g，大黄、白芷、艾叶、车前草各 10 g，水煎后熏洗阴部，2～3 次／天，疗效显著[11]。

王峻用巴戟天、小茴香、菟丝子、苍术、吴茱萸、蛇床子、红花、川芎、山药、丹参、茯苓、当归、牛膝、王不留行、三棱、莪术、杜仲、仙茅，水煎熏洗坐浴，1 次／天，45 分钟／次，治疗 78 例，治愈 84.5％，好转 11.8％，无效 2.6％[12]。

2. 肛门直肠给药治疗

根据前列腺的生理解剖特点，因其胞膜屏障的影响，常规给药很难到达病变部位。前列腺的血液供应主要来自膀胱下动脉及直肠中动脉，其静脉血回流到膀胱前列腺丛，向前与阴部静脉丛相连，经膀胱下静脉回流到髂内静脉；直肠的血液供应来自直肠下动脉，直肠上动脉、肛门动脉和骶中动脉，静脉血通过直肠上、下静脉丛汇集到髂内静脉。采用肛门直肠给药，可使药物直接作用于局部前列腺组织，并可达到较高药物浓度。

王存选等用前列腺栓Ⅲ号（乳香、没药、麝香、冰片等）治疗慢性前列腺炎。王知侠等用自拟清淋露（苦参、青果、白头翁、王不留行、白芷、乳没、淫羊藿等 23 味中药，水煎取汁 100～120 ml）保留灌肠。

肖洲南等用金黄膏直肠导入治疗前列腺炎 36 例，结果：痊愈 28 例，显效 5 例，好转 12 例，无效 1 例，总有效率 97.3％[13]。

3. 前列腺被膜下注射和尿道灌注给药治疗

前列腺被膜下注射给药可大大提高前列腺组织中抗生素的浓度，并延长药物作用时间，还能有效地克服血－前列腺屏障对药物渗透的影响。韩启光运用 20％大蒜液行前列腺腺体内注射及尿道灌注治疗慢性前列腺炎 268 例，治愈率 96.6％[14]。特别对细菌性前列腺炎，经前列腺液细菌培养及药敏试验，可选择适当的抗菌素进行前列腺胞膜下注射治疗。这样更具针对性，对非细菌性前列腺炎，余文福用复方丹参注射液行前列腺胞膜下注射，总有效率 88.9%。

（三）内外合治

治疗慢性前列腺炎，由于病情复杂而难愈，往往须采取内、外治法协同治疗。周安方在前列腺Ⅰ、Ⅱ号方治疗慢性前列腺炎的 147 例疗效观察中，除了使用口服中药外，同时也提出用中药渣加水煎煮，然后滤出药汁，用热药汁坐浴，每次 15 分钟，同时配合前列腺按摩。

赵家驹采用慢性前列腺炎三联治疗：①行前列腺手法按摩。②中药（肉桂、小茴香、乳香、硝黄、甘草）敷脐。③中药（葱、苦参、乳没、通草、土鳖虫、甘草梢、食盐）熏洗。④中药（温阳益肾、活血化瘀）口服。经三联疗法治疗，好转率 37%，缓解率 47%，无效率 6%[15]。

慢性前列腺炎属中医淋证、癃闭范畴，病因病理机制复杂，临床表现多种多样，中医分型也较为复杂。有实证、有虚证，而以虚实夹杂者为多，故在辨证施治的过程中，不可一味祛邪或一味补虚。中药治疗有内治、外治以及内外合治。由于前列腺胞膜屏障的影响，常规给药很难达到病变部位，单纯内服给药，通过胃肠道吸收后到达病变部位的药物浓度较低；经常前列腺胞膜下注射给药可使前列腺结节硬化，从而影响其功能，同时患者创伤较大，一般不易接受；后尿道灌注无菌要求较高；所以中药内外合治应为治疗慢性前列腺炎的发展方向。特别是肛门给药，可使前列腺充分吸收药物从而达到治疗目的，临床值得推广和深入研究。由于该病治疗疗程较长，许多患者因此而放弃治疗，所以应改革剂型，以使患者更容易坚持治疗。在治疗用药的同时，耐心细致的思想工作也较为重要，消除患者不必要的顾虑和对某些症状的误解，保持良好的心态，生活有规律，也是治疗慢性前列腺炎的必要保证。

参考文献

[1] 王少金. 慢性前列腺炎的中医治疗. 吉林中医药，1990；（1）：3.

[2] 陈子胜. 欧春. 辨证治疗慢性前列腺炎 83 例临床小结. 浙江中医学院学报. 1992；16（3）：16-17.

[3] 徐斌. 辨证治疗慢性前列腺炎 76 例. 浙江中医学院学报，1992；16（6）：14.

[4] 周安方. 前列腺炎Ⅰ、Ⅱ号方治疗慢性前列腺炎 147 例疗效观察. 中医杂志，1993；34（3）：165.

[5] 徐福松，时永华，何映，等. 保精片治疗慢性前列腺炎 218 例. 南京中医药大学学报，1996；12（3）：17-18.

[6] 周端求. 玄地阿胶汤治疗慢性前列腺炎 86 例报告. 山西中医，1990；6（2）：20-21.

［7］徐波．前列腺Ⅱ号方治疗慢性前列腺炎 44 例．云南中医杂志，1990；11（2）：36－37.

［8］秦玮．活血化瘀利湿汤治疗前列腺炎 42 例．江苏中医，1994；15（9）：11.

［9］黄之光．清热利湿治疗慢性前列腺炎 48 例．浙江中医学院学报，1995；19（5）：23.

［10］高自州．回春汤治疗慢性前列腺炎 160 例临床观察．四川中医，1996；14（3）：25.

［11］贾美华．芒硝熏洗坐浴治疗前列腺肥大．中医杂志，1993；34（10）：582.

［12］王峻．中药熏洗治疗前列腺增生 78 例疗效观察．四川中医，1995；13（10）：26.

［13］戚广崇．中国首届中医男性学术大会述要．中医杂志，1996；37（1）：51.

［14］韩启光．20％大蒜液治疗淋菌性前列腺炎 268 例．中国中西医结合杂志，1996；16（4）：234.

［15］赵家驹．三联合外治法治疗前列腺增生．天津中医，1995；12（1）：26.

第三部分
『七院之星』临床经验

名中医继承人之韩文均篇

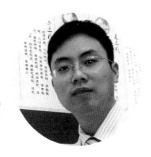

  孙建明教授不但精于学术，同时也注重传承，是承担各级人才培养的导师，其中最为优秀的三名传承人分别是韩文均、梁国庆、刘鹏。

  韩文均，男，1981 年 11 月生，中共党员，主任助理。毕业于上海中医药大学，在读医学博士，上海市第七人民医院男性科主治医师，上海中医药大学十大杰出青年。现任上海浦东男性病专业委员会秘书长，上海市性医学专业委员会青年委员，上海市第七人民医院中西医结合外科教研室教学干事、教学骨干。2012 年入选"七院新星"人才培养；2013 年入选"名中医继承人"人才培养；2014 年入选浦东新区"中医青年骨干"人才培养；2015 年入选上海市"杏林新星"人才培养；申请专利 5 项，其中发明专利 3 项。近年来合计发表学术论文近 15 篇。2015 年获上海市中西医结合科技奖三等奖（第二完成人）。

一、尊师叶景华教授"益肾清利、活血祛风"理论临床运用经验

  叶景华是上海市首届名老中医，长期从事中医内科的临床研究，尤其擅长中医肾病的治疗。叶老德艺双馨，吾辈幸能侍诊其左右，聆听教诲，对其学术经验方能略知一二。其中，叶老的"益肾清利、活血祛风法"是其长期临床经验的精髓，贯穿叶老的整个学术思想。

（一）慢性肾功能不全

  慢性肾功能不全又称慢性肾功能衰竭（chronic renal failure，CRF），简称慢性肾衰，指由于各种慢性肾脏疾病，逐渐导致肾单位进行性破坏，以致残存有功能肾单位不足以充分排出代谢废物和维持内环境恒定，进而发生泌尿系功能障碍和内环境紊乱

的综合征，包括代谢废物和毒物的潴留，水、电解质和酸碱平衡紊乱，并伴有一系列临床症状的病理过程。目前缺乏行之有效的疗法。叶老运用中医药治疗慢性肾功能不全具有独到的经验，能有效改善肾功能，其中最主要的经验就是采用益肾清利、活血祛风法治疗本病。

叶老认为 CRF 在病变过程中，变化多端，但本虚与邪实的矛盾始终贯穿在病变过程中。叶老认为本病的形成具有正虚邪实两个方面，正虚以脾肾亏损为主，尤以肾虚更为突出。因本病迁延，病情缠绵，"久病及肾"，日久势必耗伤肾气，伤及肾阴肾阳。若肾气亏损，气虚不能固摄，故临床可见患者出现大量蛋白尿，蛋白乃精微之物，肾气不摄方才流失于下窍。若伤及阴阳，或阴阳俱损，临床可见更为严重的症情，甚至阴阳离绝，最终死亡。所以，叶老认为肾虚是慢性肾衰演变发展与转归的必然结果[1]。另一方面，肾虚也是感受外邪的诱因。肾中贮存元气，若元气耗散，正气虚损，更容易并经常反复感受外邪。外邪难以及时驱除，以致病程迁延，形成外邪蕴结于里，显现正虚邪恋虚实互见局面。然而，"风为百病之长"，故叶师认为，外邪主要以风邪为主，而风邪在其病变中起着主要作用。正如古人在《素问·评热论》中有"肾风"之名，高世轼曰："病生在肾，水因风动，故名肾风。"张介宾曰："肾主水，风在肾经，即名风水。"所谓肾风，实乃因风致病的水肿。又如《诸病源候论》曰："风邪入于少阴，则尿血。"明确提出风邪入肾而致尿血。风寒袭表，风热犯肺，均可导致肺气郁闭，肺失宣降，出现水肿、蛋白尿。同时，肾病的发病除风邪外还有湿、瘀、热等病因，但其中风邪是一个重要病因，因此治疗中重视祛"风"[2]。

另一方面，因肾主水，此类患者肾虚为本，下焦决渎失权，下焦水湿不化，闭遏难出，水湿互结，郁而化热，使湿热瘀互阻脏腑经络[3]。因此，叶老认为，反复感受外邪，风邪入络，湿热阻遏，肾虚而瘀血蕴阻，实为本病反复发作的主要病机。围绕湿热瘀而肾虚为主要病理机制这一共性，叶老创立以益肾清利、活血祛风为主的治疗大法，运用于临床疗效显著。

（二）糖尿病肾病

糖尿病肾脏病变（diabetic nephropathy，DN）临床主要表现为蛋白尿，为糖尿病微血管并发症之一。叶老以"益肾清利、活血祛风"理论为指导，运用中医药治疗糖尿病肾脏病变，能明显延缓肾脏微血管病变，临床效果较为满意。叶老认为，糖尿病肾脏病变源于糖尿病，故病因追溯到糖尿病的生成之源，即脾肾亏虚，阴津下流。肾为先天之本，脾为后天之本，脾为气血生化之源，人赖之而生存，今脾气亏虚，升运失职，阴津下流，上不奉心肝则燥热，下不滋肝肾则阴虚，阴虚燥热，复而损及脾阴，故不能化生津液，早期就出现渴饮不止、饥而不饱、大便干燥等特点[4]。糖尿病久治不愈，久病及肾，加之先天不足，肾气亏虚，其肾损害随之产生，正如《圣济总录》曰："消渴病久，肾气受伤，肾主水，肾气虚衰，气化失常，开阖不利，能为水肿"。

脾肾亏虚为本，脾不升清，肾不主水，临证见有清浊不分、浊留清流，继而开阖失司，气化失常，日久则浊邪内蕴，伤及五脏六腑则气血失畅。糖性本黏滞属阴，流行脉中，碍血则血流缓慢，瘀滞而成瘀血，影响肾脏气化功能，遂致不能升清降浊，湿浊溺毒内停。湿浊、血瘀又可互为因果，五脏六腑受损失养。《圣济总录》曰："消渴者……久不治，则经治壅涩。"糖尿病肾脏发病及其病理的内在原因是脾肾亏虚，同时，由于该病病程长且迁延难愈，必然导致瘀血阻滞。叶老根据糖尿病肾脏病变特点，临床症情变化较快，认为符合"风性善行而数变"的特点，此风有外风内风之变，且风为百病之长，祛风有利于其他湿浊、瘀毒之邪的祛除。另根据研究，祛风药具有抗炎镇痛、解热降压作用，并可抑制抗体形成或清除抗原。叶老强调，有表证者可用祛风药，若无明显表证，但见腰酸痛者亦可认为与风邪入络未清有关，用祛风法可提高疗效。因此，叶老运用益肾清利、活血祛风的大法，治疗糖尿病肾病，取得了较好的疗效。

（三）不孕不育症

随着人类生存环境的演变，尤其是环境的污染和工业毒物增加，导致现代男性不育[5]、女性不孕的程度大幅上升，已经成为了一种治疗棘手的现代病[6]。

长年从事肾脏疾病研究的叶老，在总结前人经验的基础上，根据自己的经验，以益肾清利、活血祛风大法治疗不孕不育，疗效较为满意，能提高受孕率。

根据"肾藏精，主生殖"的原理，叶老将其归为肾病范畴，认为本病病位在肾，涉及肝脾，肾虚是本，血瘀、湿热等是标，其基本病机为本虚表实，虚实夹杂。叶老认为，肾为先天之本，先天不足或后天失养，或久病及肾，肾虚致病。肾虚各有不同，有肾气虚、肾阴虚，肾阳虚之不同。肾阴虚者则阴精不足，生殖功能低下，月经不能按期而致则月经失调，不能摄精成孕。肾气虚者，气不摄精，精液下流，不能受孕；肾阳虚者，阳虚宫寒不孕，如《诸病源候论·虚劳无子候》曰："丈夫无子者，其精清如水，冷如冰铁。……男子脉得微弱而涩，为无子，精气清冷也。"故临证中以补肾为根本，但叶老同时认为，仅以补肾为目的，往往不能收到满意的疗效。本病以肾虚为根本，全身之元气寓于肾中，肾气亏虚，元气不寓，而元气是由元精（父母之精）所化生，由后天水谷精气和自然清气结合而成，故古人称其"气聚则生，气壮则康、气衰则弱，气散则亡"，此类患者往往导致素体亏虚，容易感受外邪，"风为百病之长"，自然风邪首当其冲。或体内湿浊水液聚集不化，因"肾主水"，肾虚不能主水，内外合邪，水湿内停，聚而不散，郁而化热，湿热阻滞，经络不畅，最终气滞血瘀，精液发生质变，或称"败精"，或称"槁血"，自然不能受孕。故《景岳全书》曰："或以败精，或以槁血，阻塞水道也。"

因此，叶老采用养肾阴，补肾气、温肾阳以治其本；清利湿热、利水育阴、活血化瘀、疏风散邪等方法以治其标。此亦乃叶老益肾清利、活血祛风之法治疗本病的精髓之处。

（四）验案举隅

李某，男，31 岁，公司职员，首诊日期：2012 年 10 月 5 日。

主诉：患者于 3 年前与爱人结婚，婚后性生活正常，至今未育。妻子曾前往多家医院检查未见明显异常。患者半年前在当地某三甲医院查精液常规显示：精子活率为 35％，a＋b 级精子 26％，a 级精子 15％，b 级精子 11％，c 级精子 28％，d 级精子 46％。曾口服多种中成药，如生精片、健脾益肾颗粒、苁蓉益肾颗粒、金水宝、逍遥丸、六味地黄丸等，以及多种补肾固精类中草药，但一直未见明显效果。后患者慕名而来，要求叶老诊治。患者否认其他糖尿病、高血压等慢性病史。刻下：神疲乏力，精神萎软，夜寐欠佳，噩梦纷纭，大便不畅，胃纳一般，小便正常。舌体淡胖，舌苔薄黄腻，脉弦细。

综合四诊，叶老认为该患者属于男性不育范畴，证属本虚标实，肾气亏虚为本，湿热血瘀为标，予以益肾清利、活血祛风大法治之。处方如下：制黄精 15 g，灵芝 15 g，黄芪 15 g，土茯苓 30 g，知母 10 g，制大黄 15 g，菟丝子 30 g，山萸肉 10 g，萆薢 15 g，茯苓 15 g，茯神 15 g，车前子（包）15 g，枸杞子 15 g，赤芍 15 g，炒白芍 15 g，皂角刺 15 g，僵蚕 10 g，王不留行 30 g。上药水煎 400 ml，每天分 2 次口服，每次 200 ml，早晚饭后 1 小时服用。连服 7 剂后复诊。

复诊（10 月 12 日）：患者诉睡眠好转，精神较振，大便较前为畅，但有大便黏滞不爽感，仍觉时有乏力明显。舌体淡胖，舌苔薄黄腻，脉弦细。叶老认为，药物已切中病机，疗效初显，但结合病理机制，前方进补偏于急躁，宜缓图之，此时应该调整方药的侧重点，即加大清热祛湿、活血祛风之力。故在前方基础上，做如下调整：制黄精 10 g，灵芝 10 g，土茯苓 30 g，知母 10 g，制大黄 15 g，菟丝子 30 g，山萸肉 10 g，萆薢 15 g，茯苓 15 g，茯神 15 g，车前子（包）15 g，枸杞子 15 g，赤芍 15 g，炒白芍 15 g，皂角刺 15 g，僵蚕 10 g，王不留行 30 g。上药水煎 400 ml，每天分 2 次口服，每次 200 ml，早晚饭后 1 小时服用。连服 7 剂后复诊。

三诊（10 月 19 日）：患者症情较前稍好转，舌脉同前。叶老认为，患者已经初具疗效，因湿性黏滞，故治疗周期较长，药物效不更方，原方续服 14 剂。

四诊（11 月 2 日）：患者精神好转，大便较前为畅，黏滞不爽感减轻，劳累后之力明显，伴有腰酸时作。舌体淡胖，舌苔薄腻，脉弦细。叶老认为，此阶段患者实邪已经较前明显减轻，虚像显露无遗，故临床症见腰酸，乏力等，此并非症状加重所致，故此时应该加大补益之品，减少祛邪之药。因此，方剂作如下调整：制黄精 30 g，灵芝 30 g，熟地黄 15 g，陈皮 10 g，土茯苓 15 g，知母 10 g，菟丝子 30 g，山萸肉 30 g，茯苓 15 g，茯神 15 g，枸杞子 15 g，赤芍 15 g，炒白芍 15 g，皂角刺 15 g，僵蚕 10 g，王不留行 30 g。上药水煎 400 ml，每天分 2 次口服，每次 200 ml，早晚饭后 1 小时服用。连服 14 剂。

五诊（11 月 16 日）：患者精神好转，大便正常，腰酸乏力稍显，舌体淡胖，舌苔薄腻，脉弦细。叶老认为，患者症情稳中进步，予以原方续服 14 剂。其后制成膏方再行调理月余。

经过前后 3 个月中药调理，复查精子活力显示：精子活率为 75％，a＋b 级精子 66％，a 级精子 35％。叶老认为，此刻已具备育种条件，遂嘱停药 1 月后备孕。1 年后叶老临诊之际，患者夫妇产一男婴送锦旗前来道喜。

总之，叶老的"益肾清利、活血祛风"理论是其长期临床与实践的高度总结，是其整个学术思想的精髓，其内涵博大精深，值得更进一步研究和总结。

参考文献

[1] 王莉珍. 益肾清利、活血祛风——叶景华诊治慢性肾炎独特经验. 上海中医药杂志 [J]. 1996，12：12－13.

[2] 孙建明. 叶景华治疗肾病注重祛"风". 辽宁中医药大学学报 [J]. 2010，12（9）：144－145.

[3] 叶玉妹. 叶景华治疗慢性肾功能衰竭经验. 辽宁中医杂志 [J]. 2006，33（3）：264－265.

[4] 张彤. 叶景华治疗糖尿病肾病经验. 中医杂志 [J]. 2003，4（10）：734－735.

[5] 韩文均，孙建明，叶玉妹等. 少弱精子症的中西医治疗近况. 西部中医药 [J]. 2013，26（3）：124－125.

[6] 孙建明，郝建国，杨振熙等. 补肾活血方对特发性少弱精子不育症的精子密度及成活率的影响. 辽宁中医杂志 [J]. 2012，39（11）：2233－2234.

二、尊师孙建明教授治疗早泄经验

根据世界卫生组织第 10 版国际疾病分类，及 2004 年国际性功能障碍研讨会定义，早泄（premature ejaculation，PE）是指射精潜伏时间较短、射精控制能力较差以及带来消极情绪结果的一种男性最常见性功能障碍之一。其发病率较高，据麦克马赫·CG（McMahon CG）等针对亚太地区随机抽样 4997 名目前并在过去两年内有固定性伴侣的异性恋男性的调查，发现早泄发病率为 31%[1]。另有研究发现，早泄的发病在不同年龄组之间的发病率相似，且高于男性勃起功能障碍的发病率[2]。早泄不但对男性本身而且对性伴侣均可产生不良影响，可以导致两性关系障碍、生活质量和性生活满意度降低[3]，治疗早泄的药物或手段具有广阔的市场前景，早泄已经成为男科学研究领域及制药行业的关注焦点[4]。

孙建明教授为主任医师，上海市浦东新区名中医，上海市浦东中医男性病专业委员会主任委员，中华医学会男科分会委员，上海中医药大学兼职教授，硕士研究生导师。从事中医临床二十余年，尤其擅长治疗男性疾病，疗效明显，现将其治疗早泄的临床经验介绍如下。

（一）以肝肾同源为理论基础，注重补益肝肾

《灵枢·经脉》中记载"人始生，先成精，精成而脑髓生"，《素问·阴阳应象大论》曰"肾生骨髓，髓生肝"，说明了肝肾同源的道理。孙建明教授认为，早泄病的根本病机在于肾精不足，肾气亏虚，但根据肝肾同源的理论基础，应该在补肾的同时，注重补益肝血，肝血充盈，血能化精，肾精才能充足，肾精充足才能肾气充盈，《素问·阴阳应象大论》中记载"形归气，气归精"，正是说明了精足才能气盈。根据多年临床经验，孙教授常用自拟强Ⅰ号方治疗肾虚为主的早泄，包含的主要药物为熟地黄、杜仲、枸杞子、蜂房、蜈蚣、杜仲、续断、菟丝子、巴戟天、丁香等。其中以熟地黄、枸杞子补益肝肾为君药，杜仲、菟丝子、续断、巴戟天补肝肾，强筋骨；其余为佐使药，全方共行补益肝肾、补肾益精的作用。

（二）以水火既济为理论基础，主张从心论治

《易经》认为，人体之肾纳象为水，水宜上升；而心纳火象，火应下降，此乃水火

既济。中医学中所说的"水火既济",正是借用《易经》原理及中医五行学说中相生相克的关系,来比喻心火与肾水的相互关系。心火下行以温养肾水以防肾水太寒,肾水上行灭心火以防心火太旺,心肾相交,阴阳和谐,即水火既济。孙教授认为,早泄的发病主要为肾水与心火不能既济,导致肾水不能上行、心火不能下行,最终导致肾水太寒、心火太旺而发生早泄。因此孙教授认为治疗早泄的另一重要方法在于注重调节肾水与心火的关系,使心火与肾水既济,阴阳平衡。孙教授常用自拟苁蓉连翘方治疗水火不济型早泄,主要药物为连翘、肉苁蓉、茯苓、肉桂、淡竹叶、黄连、车前草、续断等等。方中以肉苁蓉、连翘为君药,连翘祛心火、肉苁蓉温肾水;肉桂引火下行,竹叶、黄连清心火共为臣药;其余为佐使药,全方共行调节心火与肾水,最终达到治疗早泄的目的。

(三)以五运六气立论治疗早泄

五运六气是"运气"的简称,"运"指丁壬木、戊癸火、甲己土、乙庚金、丙辛水五个阶段的相互推移;"气"指厥阴风木、少阴君火、少阳相火、太阴湿土、阳明燥金、太阳寒水六种气候的转变。运气学说是中国古代研究气候变化及其与人体健康和疾病关系的学说,在中医学中占有比较重要的地位。运气学说的基本内容,是在中医整体观念的指导下,以阴阳五行学说为基础,运用天干地支等符号作为演绎工具,来推论气候变化规律及其对人体健康和疾病的影响的。孙建明教授以五运六气立论,根据司天、在泉、主运、主气、客气等的不同,分别有针对性地加用不同药物。如就诊时期当令气运为湿气太过,则加用薏苡仁、茯苓、佩兰、砂仁等祛湿药物;如热像明显加用连翘、淡竹叶等;若寒象明显,加用熟附片、仙茅、仙灵脾等;若风木太过,加用疏肝之品,如佛手、玫瑰花等。

(四)验案举隅

马某,男,31岁,首诊日期:2013年7月12日。

因"性生活时间较短反复发作2年余,加重1月"就诊。患者于2年前过度劳累后同房时发现性交时间较短,未引起重视,其后性生活中多次出现上述情况,休息后未见明显好转。患者后来长期自行在药店购买多种"补肾壮阳"药物,具体药物不详,服用后症情缓解不明显。近一月来症情较前有所加重,甚至几秒即产生射精。患者为求进一步诊治,遂慕名前来寻求孙教授治疗。刻下:性交时间短,甚则几秒,神疲乏力,心情烦躁,口干舌燥,夜寐欠安,胃纳减少,大便干结。舌边尖红,舌苔薄黄腻,脉弦细数。辅助检查:阴茎勃起敏感神经检测(VPT):龟头12点-3.5,9点-3.1,

其余正常。

孙建明教授认为该患者证属早泄，中医辨证为水火不济证，治拟祛心火，养肾水。同时结合当下司天与客气均为厥阴风木、在泉及主气均为少阳相火，故予以自拟苁蓉连翘方加减如下：肉苁蓉 15 g，连翘 15 g，续断 15 g，巴戟天 15 g，佛手 10 g，菟丝子 15 g，玫瑰花 6 g，黄连 3 g，麦冬 10 g，生甘草 6 g。上药加清水 500 ml，浸泡两小时后武火煮沸，再以文火煎煮 20 min，滤出头汁 150 ml，再加清水 250 ml，如法煎煮至 100 ml，两汁混合，分 2 次温服。

复诊（7 月 18 日）：患者自觉症情明显好转，性生活时间较前延长，精神好转，心情较前舒畅，口干仍较明显，夜寐尚安，纳增，大便好转。舌边尖红，舌苔薄黄腻，脉弦细数。结合本年客气四之气少阴君火将至，故口干仍较明显，予以加量连翘为 30 g，黄连 5 g，其余不变，续服 1 周。

三诊（7 月 25 日）：患者症情好转明显，效不更方，续服 2 周后停药，随访 1 月症情未见反复，患者及性伴侣满意。

参考文献

［1］ McMahon CG, Lee G, Park JK, and Adaikan PG, Premature ejaculation and erectile dysfunction prevalence and attitudes in the Asi‐Pacific region. ［J］. Sex Med. 2012，9（2）：454－465.

［2］ Edward O. Laumann et al. Sexual dysfunction in the United States prevalence and predictors. JA-MA. 1999，281（6）：537－544.

［3］ Patrick DL, et al. premature ejaculation：an observational study of men and their partners. J Sex Med. 2005，2（3）：358－367.

［4］ Jannini EA, Maggi M, Lenzi A. Evaluation of premature ejaculation. J Sex Med，2011，8 Suppl 4：328－334.

三、叶氏苁蓉连翘方治疗早泄的
临床随机对照试验

中医药治疗早泄的疗效较佳，且不良反应较少，存在显著优势。苁蓉连翘方为上海市名中医叶景华主任的临床效验方。采用本方治疗早泄，取得满意疗效，将结果总结如下。

（一）资料与方法

1. 病例选择

（1）诊断标准：早泄的诊断参照《精神疾病诊断和统计手册》[1]中的相关标准：男子在持续地或反复地在很小的性刺激下，在插入前、插入时或插入后不久以及在本人期望射精之前，持续或反复在最低限度的性刺激时射精；或配偶50%以上的性生活中不能满意；对射精时机缺乏控制能力；苦恼以及涉及射精功能障碍的人际关系困难，伴随显著的心理负担或伴侣关系紧张。

（2）纳入标准：①符合上述疾病诊断。②年龄19～61岁。③国际早泄程度量表PEDT评分＞9分[2]。④签署知情同意书。

（3）排除标准：①合并严重心血管疾病、肾功能不全及精神病患者。②过敏体质者。③近2周内服用过PE治疗药物者。

2. 一般资料

60例病例均为2014年3月至2015年3月上海市第七人民医院男性科收治的早泄患者，采用随机数字表法分为治疗组和对照组，每组30例。治疗组平均年龄（33.37±12.16）岁；平均病程（17±12.45）月。对照组平均年龄（31±6.23）岁；平均病程（14.43±8.57）月。两组患者年龄、病程、国际早泄程度评分（PEDT）等一般情况比较，差异无统计学意义（$P>0.05$），具有可比性。

3. 治疗方法

（1）对照组：予金水宝胶囊，规格：0.33 g×63粒；口服，3粒/次，3次/天。疗程为3个月。

（2）治疗组：予叶氏苁蓉连翘方。处方：肉苁蓉30 g，连翘15 g，菟丝子30 g，续断15 g，巴戟天15 g，佛手10 g。每天1剂，水煎，早晚分服。疗程为3个月。

4. 观察项目与方法

（1）临床疗效：疗程结束后，参照《早泄诊断治疗指南》中的相关标准判定临床疗效。①痊愈：国际早泄程度评分<9分，症状、体征消失或基本消失。②显效：症状、体征明显改善，国际早泄程度评分减少≥70%，但<95%；③有效：症状、体征好转，国际早泄程度评分减少≥30%，但<70%。④无效：症状、体征无明显改善，甚或加重，症状积分减少<30%。总有效率=（痊愈+显效+有效）/总人数×100%。

（2）国际早泄程度评分与配偶性生活满意度评分：治疗前后，评价受试者国际早泄程度评分[3]以及配偶性生活满意度评分[4]的情况。

（3）血清睾酮与泌乳素水平：治疗前后，检测受试者血清睾酮（T）与泌乳素水平（PRL）的变化情况。

5. 统计学方法

试验数据采用 SPSS-19.0 软件进行统计学分析。计量资料以 $\bar{x}\pm s$ 表示，正态分布者采用 t 检验，非正态分布者采用 t 检验；等级资料采用 Ridit 分析。以 $P<0.05$ 为差异有统计学意义。

（二）结果

1. 临床疗效比较

治疗组、对照组临床总有效率分别为 83.33% 和 56.67%；组间临床疗效比较，差异有统计学意义（$P<0.05$）（表3-1）。

表3-1　两组临床疗效比较

组别	例数	痊愈	显效	有效	无效	总有效率/%
治疗组	30	5	2	18	5	83.33
对照组	30	2	1	14	13	56.67

2. PEDT 评分与配偶性生活满意度评分变化情况

治疗前后组内比较，两组国际早泄程度评分与配偶性生活满意度评分差异均有统计学意义（$P<0.05$）；组间治疗后比较，国际早泄程度评分差异有统计学意义，治疗组优于对照组（$P<0.05$），配偶性生活满意度评分差异无统计学意义（$P>0.05$）（表3-2）。

表3-2　两组 PEDT 评分和配偶性生活满意度评分变化情况比较

组别	例数		PEDT	配偶性生活满意度
治疗组	30	治疗前	14.70±3.41	2.80±1.35
		治疗后	8.80±2.48*#	4.50±1.74*

组别	例数		PEDT	配偶性生活满意度
对照组	30	治疗前	14.80±2.57	3.13±1.85
		治疗后	10.47±2.15*	3.87±1.48*

注：与本组治疗前比较，* $P<0.05$；与对照组治疗后比较，# $P<0.05$。

3. 睾酮与泌乳素水平变化情况

治疗前后组内比较，两组睾酮与泌乳素水平差异无统计学意义（$P>0.05$）；组间治疗后比较，睾酮与泌乳素水平差异无统计学意义（$P>0.05$）（表3-3）。

表3-3　两组睾酮与泌乳素水平变化情况比较

组别	例数		T（nmol/L）	PRL（mIU/L）
治疗组	30	治疗前	19.32±5.94	229.71±86.39
		治疗后	18.65±7.49	200.32±57.56
对照组	30	治疗前	15.32±5.02	259.21±85.02
		治疗后	14.59±4.68	257.87±78.28

4. 安全性评价

两组病例在试验用药期间未出现新的症状体征，实验室指标也未见异常变化，故可以认为两组实验药物均无明显不良反应。

（三）讨论

本研究中，治疗组有效率明显高于对照组，说明叶氏苁蓉连翘方在治疗早泄方面优于对照组。在配偶性生活满意度方面，通过比较，两组均能改善满意度，但无明显差异，可能跟性伴侣的满足阈值较低有关。其次对于血清性激素中血睾酮和泌乳素的观察，发现两组治疗前后分泌情况无明显差异，考虑本方治疗早泄的可能作用机制跟性激素关系不大，具体还需要扩大样本进一步观察。

关于观察项目，本试验引进了最新的国际早泄诊断评分标准，包括了性交时想延迟射精的困难程度、射精发生在想射精前的几率以及射精时间对配偶不满意的程度等五种问题，具有更高的客观性和可观察性，因为在中国的早泄诊断标准仅有极少的临床实验数据，而PEDT则有较为详尽的数据库支持。其次，关于设置配偶性生活满意度的调查，我们认为在早泄的治疗过程中，除了需要男性性生活满意度提升外，配偶的感受在整个性行为中具有同等重要的位置。Porst等也认为在设计有关男性性功能障碍试验时，把伴侣考虑在内是必要的[5]；尤其是早泄的临床研究，早泄男性把满足他们伴侣的需求当做获得性满足的最重要的因素[6]。

关于药物，治疗早泄的药物或手段具有广阔的市场前景，早泄已经成为男科学研究领域及制药行业的关注焦点[7]。中医学对早泄的论述较早，如《沈氏尊生书》中载有"未交即泄，或乍交即泄"，又有《秘本种子金丹》曰"男子玉茎包皮柔嫩，少一挨，痒不可当，故每次交合，阳精已泄，阴精未流，名曰鸡精"，《辨证录·种嗣门》曰"男子有精滑之极，一到妇女之门即便泄精，欲勉强图欢不得，且泄精甚薄"。

苁蓉连翘方为上海市名中医叶景华主任经验方，已在临床运用20余年。叶老认为，早泄应以补肾滋阴、清心降火、疏肝理气为主要治则立论，主要与心、肝、肾三脏关系密切。正如《格致余论》曰："主闭藏者，肾也。司疏泄者，肝也。二脏皆有相火，而其系上属于心。心，君火也，为物所感则易动，心动则相火亦动，动则精自走，相比翕然而起，虽不交会，亦暗流而疏泄矣。"叶老认为，心肾为早泄直接相关脏腑，肾精充足才能水火既济，心神安定，性生活则能控制自如；若肾水不足则心火不能下潜，导致心神对脏腑的控制能力降低，性生活控制力亦下降。而肝主疏泄，在整个气机运行过程中起着重要作用。故早泄的治疗应该兼顾心、肝、肾三脏，整体辨证论治，才能达到有效治疗目的。方中以大剂量肉苁蓉为君药，因其味甘咸性温质润，既能补肾阳、又能益精血，补而不峻、补中有通，《本经》谓其"养五脏，强阴，益精气"。连翘为臣药，取其性凉味苦，《本草纲目》称其归少阴心经；因早泄患者均有心火易动、心神不定之特点，故在方中主要用其清心降火，以本药入心经以清心，方能淡定从容应对性生活，达到男子玉茎连续翘起，不致早泄之意。又男子玉茎为"宗筋之所聚"（《素问·厥论》），故以菟丝子、续断、巴戟天为佐使药，补肝肾、强筋骨；同时又加佛手疏肝理气，条畅气机。

本研究结果表明，治疗组、对照组临床总有效率分别为83.33%和56.67%；组间临床疗效比较，治疗组优于对照组（$P<0.05$）；同时，在国际早泄程度评分的改善方面，治疗组亦优于对照组（$P<0.05$）。本观察结果提示，叶氏苁蓉连翘方治疗早泄的疗效满意，可明显改善患者临床症状，其机制可能与调节雄激素无关，具体有待于进一步临床大样本研究的证实。

参考文献

[1] American Psychiatric Association Diagostic and statistical manual of mental disorders DSM－Ⅳ－TR, 4th edn. (revised) [M]. Washington DC: Ammerican Psychiatric Association, 2013: 509－511.

[2] Althof SE, Abdo CH, Dean J, et al. International Society for Sexual Medicine's guidelines for the diagnosis and treatment of premature ejaculation [J]. J Sex Med, 7 (9): 2947－2969.

［3］中国性学会性医学专业委员会男科学组. 早泄诊断治疗指南［J］. 中华男科学杂志，2011，17 (11)：1043 - 1049.

［4］Song GH，Halmurat - Upur，Geng JC，et al. Clinical study on the treatment of premature ejaculation by Uighur medicine gu - jing - mai - si - ha tablet［J］. Chin J Integr Med，2007，13 (3)：185 - 189.

［5］Porst H，Vardi Y，Akkus E，et al. Standards for clinical trials in male sexual dysfunctions［J］. J Sex Med，7 (1 Pt 2)：414 - 444.

［6］Rowland DL，Sreassberg DS，de Gouveia Brazao CA，et al. Ejaculatory latency and conrrol in men with premature ejaculation：an analysis across sexual activities using multiple sources of information［J］. J Psychosom Res，2000，48 (1)：69 - 77.

［7］Jannini EA，Maggi M，Lenzi A. Evaluation of premature ejaculation［J］. J Sex Med，2011，8 (Suppl 4)：328 - 334.

四、少弱精子症的中西医治疗近况

根据 WHO《人类精液及精子－宫颈黏液相互作用实验室手册》[1]指出，精子密度低于 $20×10^6$/ml 称为少精子症，在射精后 60 分钟内，a 级精子活力低于 25％或（a＋b）级精子活力低于 50％为弱精子症。临床上少精子症常与伴有精子活率低下、前向运动能力差以及精子畸形率高等症状的弱精子症同时存在，故常统称为少弱精子症。少弱精子症是一种常见的疑难病，在不孕夫妇中发病率约占 40％～50％[2]。随着人类生存环境的演变，少弱精子症的发病率呈逐年上升趋势。不育问题已经成为影响社会总体生活质量及社会和谐的不可忽视的问题，目前中西医治疗本病均缺乏行之有效的方法，但中西医在近五年均取得了一些进展，现将近十年来中西医对该病症的治疗近况总结如下。

（一）西医治疗

现代医学研究表明[3]，少弱精子症主要相关病因学包括遗传因素（AZF 基因异常、性激素相关基因异常）、生殖道感染、精索静脉曲张、先天性输精管缺如、抗精子抗体、隐睾症、微量元素缺乏以及其他不良生活习惯及生活方式（如经常食用含有食品添加剂、着色剂、防腐剂和雌激素的食品，以及吸烟、酗酒等不良习惯）。因此，现代医学对该病症的治疗主要包括以下几方面：

1. 药物治疗

（1）性激素替代疗法：药物有 HCG、人绝经期促性腺激素（HMG）和纯 FSH。本疗法主要针对大部分低促性腺激素血症，包括 GnRH 的基因缺陷，LH 和 FSH 合成、分泌不足或受体功能缺陷等都有明显治疗效果。如何学西等[4]通过对小剂量雄激素治疗少弱精子症的多中心观察，发现治疗后，雄激素组患者的精液量、精子活力、精子活率、精子果糖、血睾酮均升高，精子畸形率降低，与安慰剂对照组差异有统计学意义，但对治疗大于 12 个月、精子数仍<$5×10^6$/ml 的患者，有研究建议外受精或精子卵浆内注射技术治疗。

（2）增加肉毒碱：因为高浓度的 L－肉毒碱保证了精子的代谢和成熟过程中对能量的需求。当体内 L－肉毒碱合成水平偏低或外源性摄入不足引起精液中 L－肉毒碱缺乏时，可导致脂肪酸正常的 β - 氧化过程减缓，为精子提供的能量降低，致使精子生存活力明显下降，从而表现为弱精子症导致男性不育[6]。通过双盲、随机对照研究，已发现左卡尼汀和乙酰左卡尼汀联合应用能够显著提高弱精症的精子活力[7]。王晓军等[8]用口服 λ - 肉毒碱口服液治疗少弱精子症患者 37 例，治疗期间及治疗后随访 1 个月内有 5 例配偶怀孕。李铮等[9]采用补充肉毒碱治疗少弱精子症 80 例，治疗组病人服用肉毒碱，对照组予维生素 E 和维生素 C，共 3 个疗程，治疗组总有效率为 82.25%。对照组总有效率 63%，两组具有显著差异。

(3) 补充微量元素：王海涛[10]等用锌硒宝片剂，治疗少弱精子症的不育患者 138 例，精液量治疗前和治疗后比较有显著差异性（$P < 0.05$），而精子密度、活动力及活动率治疗前和治疗后比较有极显著差异性（$P < 0.01$）。董广楼等[11]运用锌硒宝对 78 例少弱精子症患者的临床观察发现，与用药前相比，用药 3 个月后患者的精液量（$P < 0.05$）和精子密度、精子活动度、精子活动率均有明显提高（$P < 0.01$）。

其他药物治疗包括维生素 E、维生素 C、葡萄糖酸锌片等非特异性治疗，以及对症支持治疗如抗感染等，对提高精子质量有一定效果，但由于病理生理基础目前仍尚未完全明确，故这些药物均应用有限。

2. 其他非药物疗法

主要包括手术治疗和基因治疗。手术治疗指针主要对象为精液参数异常而睾丸体积和激素水平正常，同时无其他导致本病的患者，如单纯性生殖道梗阻、先天性输精管缺如的患者。其次是基因疗法，通过把有效而精确的基因整合转移到靶组织，从而改善少弱精子症，但是目前这一疗法还存在很大障碍，还面临着很多技术上和科学上的困难[12]，目前对其发病机制仍在进一步研究。

（二）中医治疗

中医认为少弱精子症与中医古医籍中"精少"、"精清"、"精冷"相似。肾藏精，主生殖，少弱精子症病位在肾，涉及肝脾，肾虚是本，血瘀、湿热是标。中医治疗本病疗效较为满意，现将其治疗方法概述如下。

1. 中药辨证论治

少弱精子症的辨证论治目前尚无统一标准，各家争鸣，临床疗效较为满意。于月莲[14]对 189 例少弱精子症患者采用中医药辨证进行治疗，分别分为肾阴虚、肾阳虚和肾虚肝瘀三种，各采用滋肾生精方、温肾生精方、疏肝生精方治疗后统计发现，治愈 71 例，显效 62 例，有效 23 例，无效 33 例，有效率 82.5%，治愈率 37.6%。傅兆杰[15]认为脾肾亏虚是本病的发病关键，因此运用益气健脾生精法治疗少弱精子症的临床研究发现，总有效率 87.5%，较克罗米酚对照组有显著差异（$P<0.01$）。王喜志[16]对 418 例少弱精子症患者进行辨证和辨病治疗，其中滋肾生精组 186 例；温肾生精组 32 例；健脾生精组 38 例；疏肝生精组 75 例；活血通络生精组 47 例。结果显示其显效率、有效率和怀孕率分别达到 63.2%、93.9% 和 25.9%，与对照组存在明显差异。孟小波等[17]将 276 例患者依主要症状表现分为滋肾组（肾阴虚）、温肾组（肾阳虚）和疏肝组（肾虚肝郁），分别选用 3 种中药方剂进行治疗，三组精液常规检查的各项指标均明显提高，与服药前比较均有显著性差异（$P<0.01$），总有效率为 90.6%。覃兆伟[18]认为肾精不足是少弱精子症的关键，覃氏采用补肾益精汤治疗本病 80 例，经治后对比五子衍宗丸对照组发现，治疗组总有效率为 88.75%，对照组为 76.25%，差异有统计学意义（$P<0.05$）；观察组对患者精液参数的提高、对患者临床症状的改善优于对照组，差异有统计学意义（$P<0.05$）。

2. 专方专药

针对少弱精子症的专方专药治疗，临床研究较多，疗效各不一致，但总体有效率均在 80% 以上。梁显标[19]运用补肾生精、健脾益气的灵芪五子汤治疗少弱精子症 60 例，对比五子衍宗丸治疗三个月后发现，临床治愈率、总有效率分别为 26.7%、86.7%，对照组分别为 10%、73.3%，两组比较显示差异均有显著性意义（$P<0.05$）。治疗后精子参数各项指标均有改善，与治疗前比较，差异呈显著性意义（$P<0.05$）。宾彬等[20]自拟以补肾健脾法组方的强精煎治疗少弱精子不育症 62 例的临床观察，结果表明临床治愈率、总有效率分别为 25.8%、87.1%，而运用黄精赞育胶囊治疗的 45 例的对照组分别为 15.6%、73.3%，两组疗效比较均有显著差异（$P<0.05$）。治疗后两组精子参数各项指标均有改善，治疗组治疗后的 a 级和 a+b 级精子数与对照组比较，其改善程度较对照组有显著性差异（$P<0.05$）。王红全等[21]同样认为该病肾虚为本，理当补肾益精，自拟益精补元汤治疗少弱精子症 100 例临床观察显示总有效率为 93%，治疗后精液量、精子数及活动精子百分率均较治疗前明显升高（$P<0.01$）。许国恩[22]等从疏肝理气活血、健脾益肾祛湿角度，自拟生精逍遥散治疗少弱精子症疗效观察显示，总有效率达 92.11%，女方妊娠率 10.53%，疗效较五子衍宗丸对照组明显提高（$P<0.01$），在提高精子密度、前向运动精子数量方面优于对照组（$P<0.01$）。杨毅等[23]运用补肾益精类中成药复方玄驹胶囊治疗少弱精子症 79 例观察，结果显示也取得了良好疗效，其中 4 例治愈，总有效率为 91.14%，治疗前后精子密度、精子活力、精子活率较治疗前均有明显提高（$P<0.05$）。牛书民[24]运用麒麟丸治疗少弱精子症 125 例发现，治疗组与五子衍宗丸对照组治愈率分别为 72.30% 和 25%，总有效率分别为 92.17% 和 61.54%，两组治比较，有极显著性差异（$P<0.01$）。

（三）中西医结合治疗

近年来中西医结合治疗本病，取得了较满意的疗效，多数临床观察发现中西医联合治疗本病，较单独运用中药或西药疗效更佳。张云霞[25]从中西医结合角度出发，中西药并用，予生精胶囊与左旋卡尼汀并用治疗少弱精子症 100 例临床观察显示，精子密度、前向运动精子百分率、有效精子浓度较治疗前明显改善（$P<0.05$）。黄群[26]自拟生精汤配合促性素治疗少弱精子症 56 例观察，结果表明治疗后精液液质量有明显改变，所有检测项目（精子密度、精子活率、平均直线速度、运动精液密度等）治疗前后比较均有显著差异（$P<0.01$）。张利等[27]同样从中西医结合角度出发，运用左旋肉碱加五子衍宗丸治疗少弱精子症临床观察，结果显示联合治疗组的精液量、精子密度、精子活率、a 级精子、a＋b 级精子活力均较单用左旋肉碱、五子衍宗丸组明显提高（$P<0.05$），且配偶妊娠率明显高于其余两组（$P<0.01$）。

（四）展望

通过参考近十年尤其是近五年来的文献，笔者发现少弱精子症在中西医的治疗研究中，均取得了一定的进展。西医主要从病因治疗入手，方法较为简单，临床研究表明可取得一定疗效。中医治疗主要从脾肾入手，主张补益肾精、健脾益气；同时可配合疏肝理气、活血化瘀、祛湿化浊等治疗，临床总有效率较高，从此方面看来，中医治疗方法丰富，占有一定优势。此外，中西医结合治疗主张将两方面相结合，研究结果显示联合疗法，较单纯运用中医疗法或西医疗法效果更为理想，值得进一步探讨其机制，但纵观目前所进行的研究，其总有效率尚较为满意，但其治愈率总体偏低，有待进一步提高。此结果考虑跟少弱精子症本身为一疑难杂症外，还考虑跟所进行的研究随访时间较短相关，普通研究随访时间常为 3 个月左右，若能行长期随访，其治愈率可能会进一步提高。总之，少弱精子症目前的研究取得了可喜的成就，但还有待进一步深入研究，中药作用机制也更有待进一步探讨。

参考文献

[1] 世界卫生组织. 人类精液及精子—宫颈黏液相互作用实验室检验手册［M］. 第 4 版. 北京：人民卫生出版社，2001：3-8.

[2] Check JH. Treatment of male infertility［J］. Clinal Experment Obstet Gynecol，2007，34（4）：201-206.

[3] 刘群龙. 无精及少弱精子症研究进展. 现代诊断与治疗［J］. 2008，19（2）：84-86.

［4］何学酉，李钢，张旭等．小剂量雄激素治疗少弱精子症的临床研究．中国男科学杂志［J］．2009，23（12）：42－48．

［5］Liu PY，Gebski VJ，Turner I，et a1．Predicting pregnancy and spermat－ogenesis by survival analysis during gonadotrophin treatment of gonadotrophin deficient infertile men［J］．Hum Reprod．2002，17（3）：625－633．

［6］李伟．λ－肉毒碱体外对人精子活率及运动参数的影响．现代预防医学［J］．2006，33（5）：671．

［7］Lenzi A，Sgro P，Salacone P，et al．A placebo－controlled double－blind randomized trial of the use of combined L－carnitine and L－acety lcarnitine treatment in men with asthenozoospermia［J］．Fertil Steril．2004，81（6）：1578－1584．

［8］王晓军．λ－肉毒碱治疗男性少弱精子症37例．广东医学［J］．2007，28（11）：1837．

［9］李铮，刘勇等．补充肉毒碱治疗少弱精子症疗效观察．上海第二医科大学学报［J］．2005，25（3）：293．

［10］王海涛．锌硒宝对少弱精子症的疗效观察．中国男科学杂志［J］．2005，19（4）：58．

［11］董广楼，司军霞．锌硒宝对少弱精子症的临床观察．基层医学论坛［J］．2009，13（12）：1091－1095．

［12］Hogenesch JB，Ching KA，Batalov S，et al．A comparison of the Celera and Ensembl predicted gene sets reveals little overlap in novel genes［J］．cell，2001，106：413－415．

［13］宾彬．男科辨治心悟．新中医［J］．2007，39（3）：84．

［14］于月莲．少弱精子症的中医药辨证治疗效果观察．河南科技大学学报（医学版）．2009，27（3）：213－214．

［15］傅兆杰，贾俊青．益气健脾生精法治疗少弱精子症的临床研究．光明中医［J］．2006，21（5）：43－45．

［16］王喜志．少弱精子症的辨病和辨证治疗分析．中国中医药信息杂志［J］．2003，10（6）：65－66．

［17］孟小波，王晓然等．补肾生精中药中医辨治少弱精子症的效果观察．现代中西医结合杂志［J］．2004，13（2）：164－165．

［18］覃兆伟．补肾益精汤治疗肾精不足型少弱精子症的临床研究．西部中医药［J］．2011，24（7）：5－7．

［19］梁显标．灵芪五子汤治疗少弱精子症60例．光明中医［J］．2008，23（10）：1517－1518．

［20］宾彬，姚重华．强精煎治疗少弱精子症62例疗效观察．辽宁中医杂志［J］．2007，34（11）：1586－1587．

［21］王红全．裴鲜玲等．益精补元汤治疗少弱精子症100例临床观察．河北中医［J］．2010，32（10）：1531－1532．

［22］许国恩．欧阳晓明等．生精逍遥散治疗少弱精子症疗效观察．辽宁中医杂志［J］．2008，35（9）：1358－1359．

［23］杨毅，何文桂等．复方玄驹胶囊治疗少弱精子症79例．浙江中医杂志［J］．2010，45（5）：345．

［24］牛书民. 麒麟丸治疗少弱精子症 125 例. 河南中医［J］. 2008，28（12）：67.

［25］张云霞. 生精胶囊与左旋卡尼汀并用治疗少弱精子症 100 例临床观察. 中国男科学杂志［J］. 2010，24（6）：65 - 66.

［26］黄群. 自拟生精汤配合促性素治疗少弱精子症 56 例观察. 中医药临床杂志［J］. 2008，20（3）：272 - 273.

［27］张利，段晓明等. 左旋肉碱加五子衍宗丸治疗少弱精子症. 中国中西医结合外科杂志［J］. 2010，16（5）：535 - 537.

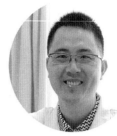

中医启明星之梁国庆篇

梁国庆，男，1977年11月生，主治医师，上海交通大学医学院附属仁济医院泌尿外科硕士。亚洲男科学会青年学组委员，上海市性学会青年委员，上海市男科学会男性内分泌学组成员，上海市中西医结合学会会员。擅长男科疾病的手术：睾丸活检、睾丸穿刺取精、阴茎整形术、精索静脉曲张显微结扎术、输精管－输精管显微吻合术等，主攻男性内分泌疾病及男性性功能障碍。掌握男性不育显微外科手术技巧，已完成男科手术1000余例。曾经完成多项课题研究，包括上海市卫生局课题，以及国家科技部科技基础性工作专项（合作课题）。发表SCI论文3篇，核心期刊论文22篇。2015年入选上海市第七人民医院"启明星"人才培养项目。

一、下尿路症状男性人群勃起功能调查

随着社会人口老龄化程度的加剧，中老年男性的生殖健康问题日渐凸显，并直接影响他们的生活质量。诸多国外研究[1-3]发现，中老年男性的高血压、心理疾病与ED存在密切联系。然而，国内对基于社区男性人群的勃起功能研究甚少。本研究自2011年11月至2012年8月调查浙江省嘉善县农村地区40～80岁的男性人群，了解LUTS和ED的流行病学状况，探讨两者的相关性。

（一）对象与方法

1. 研究对象

本调查采用分层多阶段整群不等比例的随机抽样方法，以行政村为基本抽样单位，抽取9个行政村共1000例40～80岁的男性村民。根据当地行政村提供的人口资料，按照10∶1抽样比例进行系统抽样调查。按照年龄分为40～49岁、50～59岁、60～69岁、70～80岁4组，平均年龄（56.41±9.13）岁。纳入标准：①40～80岁的当地有固定性伴侣的男性。②能自愿接受问卷调查者（签署知情同意书）。排除标准：①有前列腺、盆腔及下腹部手术史或确诊为前列腺肿瘤者。②患有精神神经疾病不能配合者。③过去6个月有中风和心肌梗塞或伴有其他严重的心血管疾病者。④有明显的生殖系统畸形、发育不全者。

2. 调查方法

采用《国际勃起功能指数评分表（International Index of Erectile Function 5，IIEF-5）》评估其勃起功能[4,5]：由统一培训的医务人员指导调查对象独立完成问卷，回顾其近半年内的勃起功能状况，根据评分结果分为正常（22～25分），轻度ED（12～21分），中度ED（8～11分），重度ED（≤7分）。运用IPSS评估LUTS症状及严重程度。IPSS包括：尿频、尿急、夜尿等7项症状评分，每项按不同程度分0～5分，总分越高则症状越严重。根据评分结果分为轻度LUTS（1～7分），中度LUTS（8～19分），重度LUTS（20～35分）。对每个调查项目数据均采用数字编码，获得的数据经过核实、及时修订后进行计算机双人双遍录入，保证调查数据的准确性和完整性。

3. 统计学分析

采用SPSS-13.0统计软件进行数据分析。IIEF和IPSS评分以$\bar{x}\pm s$表示，计量资料比较采用t检验。相关因素与ED的关系采用单因素Logistic回归分析（变量筛选采取变量逐步法，剔除变量和选入变量的P值均为0.05）。$P<0.05$为差异有统计学意义。

（二）结果

1. ED患病率与年龄的关系

本组调查对象1000例，其中符合标准995例，年龄40～80（56.41±9.13）岁。各年龄段ED的患病情况：40～49岁，159例（57.61%，159/276）；50～59岁，272例（74.52%，272/365）；60～69岁，258例（90.85%，258/284）；70～80岁，69例（98.57%，69/70）。随着年龄的增长，ED的患病率明显增加（表3-4）。

表3-4　不同年龄组ED患病率比较

年龄	例数	总发病数（率）	ED患病数（率）		
			轻度患病数（率）	中度患病数（率）	重度患病数（率）
40～49	276	159（57.61）	121（43.84）	25（9.06）	13（4.71）
50～59	365	272（74.52）	152（41.64）	93（25.50）	27（7.40）
60～69	284	258（90.85）	85（29.93）	133（46.83）	40（14.08）
70～80	70	69（98.57）	11（15.71）	22（31.43）	36（51.43）

2. IPSS、IIEF 评分随年龄变化情况

本组调查对象 IPSS 评分 0～35（1.80±4.55）分，有 LUTS 症状者 426 例，其中 40～49 岁 81 例，50～59 岁 135 例，60～69 岁 162 例，70～80 岁 48 例，无 LUTS 症状 569 例。IIEF 评分平均为（16.66±6.92）分，其中勃起功能正常 237 例（23.82%），ED 患者 758 例（76.18%）。轻度 ED 369 例（37.09%），中度 ED 273 例（27.44%），重度 ED 116 例（11.66%）。不同年龄组之间 IPSS 及 IIEF 评分比较，均存在统计学显著差异（$P<0.01$）（表 3-5）。

表 3-5　各年龄组 IPSS、IIEF 评分比较

年龄	例数	IPSS 评分	IIEF 评分
40～49	276	0.58±1.51	20.10±5.48
50～59	365	1.20±3.31	17.66±6.10
60～69	284	3.03±5.96	14.24±6.17
70～80	70	4.71±7.99	7.70±7.65

3. 不同程度 LUTS 人群 ED 患病率

中重度 LUTS 人群中 ED 的患病率为 94.29%，而轻度 LUTS 人群中 ED 患病率为 79.78%，两者之间存在统计学差异（$P<0.05$）（表 3-6）。

表 3-6　不同程度 LUTS 人群中 ED 的患病率

LUTS	例数	ED 例数/%			
		轻度 ED	中度 ED	重度 ED	患病率
正常	569	221 (38.84)	137 (24.08)	50 (8.79)	408 (71.70)
轻度	356	131 (36.80)	110 (30.90)	43 (12.08)	284 (79.78)
中重度	70	17 (24.29)	26 (37.14)	23 (32.86)	66 (94.29)
总计	995	369 (37.09)	273 (27.44)	116 (11.66)	758 (76.18)

4. 单因素 Logistic 回归分析

对男性人群的年龄、LUTS 严重程度进行单因素 Logistic 回归分析，结果显示：年龄、LUTS 严重程度与 ED 的关联有统计学显著意义（$P<0.01$）（表 3-7）。

表 3-7　单因素 Logistic 回归分析

变量	例数/%	OR (95%CI)	P
年龄			
40～49	276 (27.74)	1	
50～59	365 (36.68)	2.17 (1.55～3.03)	<0.01
60～69	284 (28.54)	7.35 (4.60～11.74)	<0.01
70～80	70 (7.04)	42.95 (5.86～314.57)	<0.01

（续表）

变量	例数/%	OR（95%CI）	P
LUTS			
正常	569（57.19）	1	
轻度	356（35.78）	1.50（1.10~2.06）	0.01
中重度	70（7.04）	5.90（2.11~16.49）	<0.01

（三）讨论

随着人们对生活质量要求的不断提高，男性人群的 LUTS 和 ED 日益受到重视。目前，ED 的症状诊断标准依靠 IIEF-5 表进行量化，通过询问患者半年来性功能情况综合评分[4-6]。IPSS 问卷是用于评价男性 LUTS 的国际标准[7]，因此临床上运用 IPSS 评分表针对 LUTS 的流行病学调查研究。Braun 等[8]研究发现在 30~80 岁年龄段的男性 73% 同时存在 LUTS 和 ED，提示 LUTS 可能是 ED 一个与年龄无关的危险因素。王义等[9]对我国人群的研究发现，随着 LUTS 程度的加重，ED 的患病率明显增加。本研究结果显示，LUTS 的患病率随年龄增长呈现显著增加的趋势，对各年龄组的 IPSS 及 IIEF 评分进行比较，从 40~49 岁至 70~80 岁组分别为 IPSS 评分：0.58 ± 1.51、4.71 ± 7.99，IIEF 评分：20.10 ± 5.48、7.70 ± 7.65，各年龄组之间的 IPSS 及 IIEF 总体评分存在统计学显著差异（$P < 0.01$），说明男性人群随着年龄的增长，LUTS 症状逐步加重，ED 患病率呈现明显增加趋势，与国内近期文献报道相同[10-12]。

阴茎勃起是一个血管－神经－内分泌共同调节的复杂过程，中老年男性血管弹性差，器官充盈差，影响阴茎海绵体的血液灌注，而阴茎动脉作为全身血管系统的一部分，当靶器官受到损伤时，其功能也受到影响，从而影响其勃起功能[13]。有学者认为 ED 和 LUTS 症状严重程度相关[14]：①盆腔、阴茎和前列腺中一氧化氮合酶和一氧化氮量的减少。②LUTS、ED 和前列腺增大导致男性植物神经紊乱和代谢综合征。③Rho 激酶和内皮素活性成分的增加。④前列腺、阴茎和膀胱血管的动脉粥样硬化。LUTS 和 ED 的症状严重程度呈正相关，这可能是因为 LUTS 严重了影响患者的生活质量，从而在心理上影响其勃起功能[15,16]。

本调查研究结果显示：随着 LUTS 程度的加重，ED 的患病率显著增高。LUTS 组 ED 患病率为 82.16%（350/426），无 LUTS 组 ED 患病率为 71.70%（408/569），两组间 ED 的患病率存在统计学差异（$P < 0.05$）。Logistic 回归分析结果显示：患者的年龄、LUTS 严重程度与 ED 密切相关，与近期的研究结果一致[17,18]。轻度 LUTS 男性人群的 ED 患病率为 79.49%，而中重度 LUTS 人群却高达 94.29%，其中尤以重度

ED 患病率增加最明显。由此可见，年龄是男性 ED 的危险因素，LUTS 严重程度是影响 ED 的另一因素，中重度 LUTS 可导致男性 ED 患病率显著增加。

　　综上所述，LUTS 严重程度与 ED 的发展密切相关，年龄愈大，LUTS 症状愈严重的患者存在更高的 ED 患病率。因此，男性人群在治疗 LUTS 的同时必须考虑到如何有利于同时解决其 ED 的问题，增加性生活满意度有助于调节男性身心健康，提高其生活质量。

参考文献

［1］Lee JC, Bénard F, Carrier S, et al. Do men with mild erectile dysfunction have the same risk factors as the general erectile dysfunction clinical trial population? BJU Int, 2011, 107 (6): 956 - 960.

［2］Mevcha A, Gulur DM, Gillatt D. Diagnosing urological disorders in ageing men. Practitioner, 2010, 254 (1726): 25 - 26, 28 - 29, 2 - 3.

［3］Hackett G. The burden and extent of comorbid conditions in patients with erectile dysfunction. Int J Clin Pract, 2009, 63 (8): 1205 - 1213.

［4］刘继红，熊承良. 性功能障碍学. 北京：中国医药科技出版社，2004, 134 - 139.

［5］王玺坤，罗力，王森，等. 他达拉非对中老年男性 LOH 患者 T、IIEF 及 SEP 影响的临床研究. 中华男科学杂志，2012, 18 (5): 475 - 477.

［6］Meuleman EJ, Hatzichristou D, Rosen RC, et al. Diagnostic tests for male erectile dysfunction revisited. J Sex Med, 2010, 7 (7): 2375 - 2381.

［7］Coyne KS, Sexton CC, Thompson CL, et al. The prevalence of lower urinary tract symptoms (LUTS) in the USA, the UK and Sweden: results from the Epidemiology of LUTS (EpiLUTS) study. BJU Int, 2009, 104 (3): 352 - 360.

［8］Braun MH, Sommer F, Haupt G, et al. Lower urinary tract symptoms and erectile dysfunction: co-morbidity or typical "Aging Male" symptoms? Results of the "Cologne Male Survey". Eur Urol, 2003, 44 (5): 588 - 594.

［9］王义，孙国锋，贺利军，等. 男性下尿路症状和勃起功能障碍的相关性分析. 中华男科学杂志，2008, 14 (6): 517 - 520.

［10］梁国庆，张时君，王波，等. 上海市部分社区中老年男性下尿路症状与良性前列腺增生特性的调查研究. 中华男科学杂志，2012, 18 (10): 886 - 890.

［11］梁国庆，王波，张时君，等. 上海浦东潍坊地区中老年男性迟发性性腺功能减退症患病情况调查. 中国男科学杂志，2011, 25 (2): 31 - 34.

［12］Sun K, Liang GQ, Chen XF, et al. Survey for late-onset hypogonadism among old and middle-aged males in shanghai communities. Asian J Androl, 2012, 14 (2): 338 - 340.

［13］Corona G，Mannucci E，Lotti F，et al. Pulse pressure，an index of arterial stiffness，is associated with androgen deficiency and impaired penile blood flow in men with ED. J Sex Med，2009，6 (1)：285－293.

［14］McVary K. Lower urinary tract symptoms and sexual dysfunction：epidemiology and pathophysiology. BJU Int，2006，97 suppl 2：23－28；discussion 44－45.

［15］Costabile RA，Steers WD. How can we best characterize the relationship between erectile dysfunction and benign prostatic hyperplasia? J Sex Med，2006，3 (4)：676－681.

［16］邵强，宋健，刘庆军，等. 症状性良性前列腺增生对患者配偶生活质量的影响. 中华男科学杂志，2010，16 (2)：132－136.

［17］张佳卉，杨海芸，周慧，等. 中老年男性高血压患者勃起功能障碍相关因素分析. 上海交通大学学报（医学版），2011，6 (31)：824－827.

［18］韩晓峰，任江玲，胡黎明，等. 平凉市中老年男性性功能调查报告. 中华男科学杂志，2011，17 (8)：722－725.

二、中老年男性前列腺体积及
相关参数城乡差异分析

　　随着社会人口老龄化进程的不断加剧，下尿路症状和良性前列腺增生已经成为影响中老年男性的常见症状和疾病，LUTS 的严重程度可造成男性及其配偶生活质量的下降[1,2]。目前国内已有较多关于前列腺疾病研究方面的报道，但大多数研究是针对特定的人群，如大中城市居民或体检人群[3-6]，而这些研究所获得的数据并不能代表社区人群的患病情况。目前针对社区中老年男性人群前列腺体积（prostate volume，PV）及相关参数情况的报道甚少。因此，2009 年 11 月至 2012 年 8 月，以社区为基础，获取 40～70 岁中老年男性人群的 PV、LUTS 及其相关参数等方面的数据，比较城市社区和农村地区中老年男性之间的差异。

（一）对象与方法

1. 研究对象

　　采用整群及年龄分层不等比例的随机抽样方法，对社区中老年男性人群进行生殖健康状况调查。研究现场为上海市 9 个当地社区居民及浙江省嘉善县农村地区 9 个行政村。根据当地人口统计局资料按照 10:1 比例进行系统抽样调查。在被调查对象知情同意的前提下，调查上海社区和嘉善农村地区 40～70 岁的中老年男性各 1000 例，分为 40～49 岁、50～59 岁、60～70 岁 3 个不同年龄组，排除标准：①有前列腺、盆腔及下腹部手术史或确诊为前列腺恶性肿瘤者。②患有精神神经疾病不能配合者。③过去 6 个月有中风和心肌梗塞或伴有其他严重心血管疾病者。④有明显的生殖系统畸形、发育不全者。

2. 调查方法

　　以现场问卷的方式填写调查表，由统一培训的临床泌尿外科医师指导完成。采用国际前列腺症状评分表评估 LUTS 症状及严重程度。根据 IPSS 评分，LUTS 程度分为轻度（1～7 分）、中度（8～19 分）和重度（20～35 分）。记录每位调查对象的年龄、身高和身体质量指数（body mass index，BMI）。采用 Sonosite M－Turbo 彩色多普勒超声诊断仪，由专人进行经直肠超声检测前列腺各径线的大小，探头频率为 6MHz。

PV 以公式 V=π/6×左右径×上下径×前后径来计算。

3. 血清生殖激素或相关参数测定

所有研究对象于清晨 8:00~10:00 空腹时静脉采血,当场分离血清后－20℃保存,采用美国雅培公司 ARCHITECT I2000 化学发光法检测血清总睾酮（total testosterone，TT）及黄体生成素（luteinizing hormone，LH），前列腺特异性抗原（prostate special antigen，PSA）检测试剂盒测定血清 PSA 水平。

4. 统计学分析

对每个调查项目数据均采用数字编码,建立 Excel 数据库,获得的数据经过核实、及时修订后进行计算机双人双遍录入,保证调查数据的准确性和完整性。用 SPSS 13.0 统计软件包进行统计学处理,将所获得 PV 及 IPSS 评分等数据进行正态检验分析,发现呈非正态参数分布,所以采用非参数 Mann－Whitney U 检验分析数据。

（二）结果

1. 一般情况

共收集调查问卷 2000 份,符合要求完整填写 1982 份,其中上海社区 987 份,平均年龄（58.71±7.39）岁,浙江嘉善农村地区 995 份,平均年龄（56.41±9.13）岁。其中上海社区居民 40~49 岁 125 例（12.66%）,50~59 岁 420 例（42.55%）,60~70 岁 442 例（44.78%）;浙江嘉善农村地区 40~49 岁 276 例（27.74%）,50~59 岁 365 例（36.68%）,60~70 岁 354 例（35.58%）。

2. 城市与农村研究对象之间 PV 比较

在 40~49 岁、50~59 岁、60~70 岁 3 个不同年龄组中,城市居民的 PV 值均大于农村地区,Mann－Whitney U 检验表明,PV 在城市与农村研究对象之间存在显著统计学差异（Z 值分别为－5.723、－7.329、－4.269,P 值均<0.001）（表 3－8）。

表 3－8　城市与农村研究对象 PV 在各年龄组间的分布

人群	40~49/岁	50~59/岁	60~70/岁
城市	28.74±8.30	30.61±9.49	35.88±18.27
农村	22.19±6.61	25.34±7.88	29.81±10.49

3. 城市与农村研究对象之间 IPSS 评分比较

在 3 个不同的年龄组中,城市社区居民的 IPSS 评分均显著高于农村居民,Mann－Whitney U 检验表明,城市与农村研究对象不同年龄组之间 IPSS 评分均存在显著统计学差异（Z 值分别为－8.438、－11.448、－9.529,P 值均<0.001）（表 3－9）。

表 3-9　城市与农村研究对象 IPSS 评分在各年龄组间的分布

人群	40~49/岁	50~59/岁	60~70/岁
城市	2.83±3.59	3.83±5.37	6.04±6.58
农村	0.59±1.51	1.20±3.31	2.97±5.85

4. 城市与农村研究对象血清生殖激素比较

在 3 个不同年龄组中，城市社区居民的 TT 水平均低于农村居民，LH 高于农村居民，Mann - Whitney U 检验表明，城市与农村研究对象不同年龄组之间的 TT 水平，除 40~49 岁年龄组外，其余年龄组存在统计学差异（Z 值分别为 -0.709、-5.969、-10.430，P 值分别为 0.478、<0.001），LH 亦存在统计学差异（Z 值分别为 -1.916、-5.763、-11.780，P 值分别为 0.055、<0.001）（表 3-10）。

表 3-10　城市与农村研究对象血清生殖激素在各年龄组间的分布

年龄	TT （nmol/L）		LH （IU/L）	
	城市	农村	城市	农村
40~49	4.31±1.19	6.85±3.67	4.45±1.94	3.93±1.19
50~59	4.51±1.38	5.57±2.63	5.00±2.38	4.03±1.11
60~70	4.40±1.41	4.56±2.79	6.54±3.49	4.21±1.10

5. 城市与农村研究对象各参数比较

在 3 个不同的年龄组中，城市社区居民的 PSA 水平略低于农村居民，Mann - Whitney U 检验表明，城市与农村研究对象不同年龄组之间的 PSA 无统计学差异（Z 值分别为 -1.788、-0.740、-0.618，P 值分别为 0.074、0.460、0.537），城市居民的 BMI 均高于农村居民，Mann - Whitney U 检验表明，城市与农村研究对象不同年龄组之间 BMI 水平，除 40~49 岁年龄组外，其余年龄组存在统计学差异（Z 值分别为 -2.709、-5.160、-5.927，P 值分别为 0.055、<0.001）（表 3-11）。

表 3-11　城市与农村研究对象各参数在各年龄组间的分布

年龄	PSA （ng/ml）		BMI （Kg/m²）	
	城市	农村	城市	农村
40~49	0.89±0.72	0.99±0.71	25.03±3.42	24.06±2.72
50~59	1.12±1.14	1.15±1.10	24.78±3.12	23.60±2.84
60~70	1.68±1.97	2.03±3.88	24.99±3.56	23.76±3.12

（三）讨论

测量前列腺各径线大小并计算 PV 是诊断中老年男性前列腺增生等相关疾病的重要

方法，本研究采用经直肠超声检测前列腺各径线的大小，其方法简便、经济实用，统计结果显示，PV 伴随着增龄而逐渐增大，再次验证了既往研究者对 PV 随增龄呈现梯度增加的观点，本研究 PV 的测量值与国内的研究结果[4,7]相似。国际 BPH 咨询委员会推荐使用 IPSS 问卷[8]评价男性 BPH 引起 LUTS 的严重程度。LUTS 包含潴尿期症状、排尿期症状及排尿结束后症状[9]。德国 Berges 等[10]研究发现，50 岁以上男性中有 12.8％的人出现 IPSS 评分大于 7 分且前列腺体积大于 40 ml。研究发现[11,12]LUTS 和 BPH 的发病率密切相关，有过半数的 BPH 中老年男性伴随一定程度的 LUTS。BPH 逐渐发展并恶化，继而造成膀胱的生理功能变化，引发排尿异常，最终导致中重度 LUTS。本研究采用 IPSS 问卷评估 LUTS 的严重程度。结果显示，40～49 岁组、50～59 岁组及 60～70 岁组的 IPSS 评分是有差异的，本研究与国内的研究结果一致[4,13]。不管在城市或农村居民均伴随着增龄而增加，但是 3 个不同的年龄组 IPSS 评分、LUTS 严重程度在城市社区人群均明显高于农村地区。

国内于普林等[14]研究发现，年龄、职业、城乡及地区分布不同与前列腺发病情况密切相关。石泉等[6]认为 BPH 患病率与婚姻状况、生活习性、职业及既往病史等因素有关。Mochtar 等[15]研究发现，在排除年龄因素以外，PSA 水平伴随前列腺体积的增大而逐渐升高，PSA 的分泌量与前列腺体积呈正相关关系，即前列腺体积越大，产生 PSA 的前列腺上皮细胞越多，PSA 升高越明显。随着人们生活方式和饮食结构的改变，超重或肥胖人群的比例呈逐年上升的趋势。国外学者报道[16]肥胖人群的 PSA 水平较低，因此，可以推测 BMI 可以影响男性 PSA 浓度，可能是由于雄激素水平在肥胖者的血液中偏低[17]，而雄激素尤其双氢睾酮是 PSA 生成的重要因素。雄激素进入前列腺上皮细胞后，与细胞核内的雄激素受体（androgen receptor，AR）结合，AR 构象发生改变，形成二聚体，PSA 启动雄激素应答元件与二聚体结合后诱导 PSA 基因转录，进而影响 PSA 生成，所以雄激素水平较低者其 PSA 水平也低[18]。朱刚等[19]研究发现，老年男性体内雄激素水平下降，雌雄激素间的平衡被打破，血浆雌／雄激素比例增加，雄激素对雌激素的抑制作用减弱，导致前列腺基质细胞过度增生，是 BPH 的主要致病因素。

三个不同年龄组人群的血清 TT 水平没有出现明显的随增龄变化，与李江源等[20]的结果一致。城市社区居民的 PV 及 IPSS 评分均高于农村地区，TT、LH 及 BMI 水平除 40～49 岁年龄组外，50～59 岁组及 60～70 岁组的城市居民高于农村人群，与周善杰等[21]的报道较为一致。出现这种现象的可能原因：①地区差异的影响。目前我国社会经济发展的不平衡，城乡之间经济收入的差异直接导致居民生活习惯、饮食结构不同及蛋白质摄入量的差异影响 BPH 的发生及发展。②文化教育和职业的影响。从事科教文化、企事业单位及行政管理工作的中老年男性的 BPH 患病率明显高于工人、农民[22]。③烟酒对人体的影响。吸烟可影响性激素代谢，嘉善地区居民饮用黄酒可能影响睾酮的清除，农村地区居民吸烟和饮酒量高于城市可能是影响 BPH 及 LUTS 的原因之一。④性生活的影响。初次性交时间早及性生活维持时间长与 BPH 的发生相关。城市中老年男性居民的医疗条件较好、保健意识强、身体健康状况良好、性生活时间维持较久，从而影响 BPH 发病及性激素代谢水平。⑤劳动方式及劳动强度的差异。城市居民以脑力劳动居多，高蛋白、高脂肪食物占饮食结构的比例较农村地区高，肥胖者所占人群的比例较大，BMI 指数较农村地区高，雄激素水平明显低于农村人群。

本研究结果显示，中老年男性的 PV、IPSS 评分、LH 等伴随着增龄而增加的变化规律，城市社区人群的 PV、IPSS 评分、BMI 等高于农村地区的结论。本研究虽然获取了多项与前列腺疾病相关的数据，但是也存在城市社区 40～49 岁研究对象样本量过小，某些危险因素的调查不够细化等不足之处，今后需要开展多中心、更大样本量的研究来弥补本研究的不足。

参考文献

[1] 王义，孙国锋，贺利军，等. 男性下尿路症状和勃起功能障碍的相关性分析. 中华男科学杂志，2008，14（6）：517-520.

[2] 邵强，宋健，刘庆军，等. 症状性良性前列腺增生对患者配偶生活质量的影响. 中华男科学杂志，2010，16（2）：132-136.

[3] 冷静，王益鑫，黄旭元，等. 上海市中老年男性下尿路症状的流行病学调查. 上海交通大学学报（医学版），2008，28（7）：791-792，795.

[4] 梁国庆，张时君，王波，等. 上海市部分社区中老年男性下尿路症状与良性前列腺增生特性的调查研究. 中华男科学杂志，2012，18（10）：886-890.

[5] 熊川，常洪，王嫱，等. 健康体检人群良性前列腺增生的调查分析. 中国实用医药，2009，4（3）：55-57.

[6] 石泉，姜宁，王国增，等. 浦东新区 50 岁以上男性前列腺增生症流行病学调查. 中国男科学杂志，2006，20（7）：36-38.

[7] 梁国庆，王波，张时君，等. 上海浦东潍坊地区中老年男性迟发性性腺功能减退症患病情况调查. 中国男科学杂志，2011，25（2）：31-34.

[8] Coyne KS, Sexton CC, Thompson CL, et al. The prevalence of lower urinary tract symptoms (LUTS) in the USA, the UK and Sweden: results from the Epidemiology of LUTS (EpiLUTS) study. BJU Int, 2009, 104（3）：352-360.

[9] 陈力，李强，王大亚，等. 下尿路症状患者排尿踌躇症状与尿动力学指标的相关性研究. 浙江医

学，2012，34（2）：125－127.

［10］Berges R. Epidemiology of benign prostatic syndrome. Associated risks and management data in German men over age 50. Urologe A, 2008, 47（2）：141－148.

［11］宋健，邵强，田野，等. 北京社区中老年男性下尿路症状和勃起功能障碍的相关性调查. 中华医学杂志，2011，91（38）：2706－2709.

［12］章其鑫，钟朝晖，邹安荣，等. 中老年男性下尿路症状与良性前列腺增生及勃起功能障碍的相关性研究. 临床外科杂志，2010，18（11）：736－738.

［13］吴琪俊，范宇平，王袁，等. 上海社区男性居民下尿路症状调查研究. 中国全科医学，2011，14（8B）：2652－2654.

［14］于普林，郑宏，苏鸿学，等. 中国六城市老年人前列腺增生的患病率及相关因素. 中华流行病学杂志，2000，21（4）：276－279.

［15］Mochtar CA, Kiemeney LA, Van Riemsdijk MM, et al. Prostate－specific antigen as an estimator of prostate volume in the management of patients with symptomatic benign prostatic hyperplasia. Eur Urol, 2003, 44（6）：695－700.

［16］Kaufman MR, Rhee JS, Fliegelman LJ, et al. Ganglioneuroma of the parapharyngeal space in a pediatric patient. Otolaryngol Head Neck Surg, 2001, 124（6）：702－704.

［17］关迪，周芳，葛争艳，等. 中老龄雄性大鼠雄激素减低与代谢关系及发病机制的研究. 中华男科学杂志，2011，17（7）：579－585.

［18］Amling CL, Riffenburgh RH, Sun L, et al. Pathologic variables and recurrence rates as related to obesity and race in men with prostate cancer undergoing radical prostatectomy. J Clin Oncol, 2004, 22（3）：439－445.

［19］朱刚，王建业，刘俊达，等. 雌雄激素对前列腺基质细胞增殖的影响. 中华泌尿外科杂志，2000，21（6）：361－363.

［20］李江源，李小鹰，李明，等. 血清游离睾酮水平和睾酮分泌指数随年龄老化而降低. 中华男科学杂志，2006，12（6）：555－558.

［21］周善杰，卢文红，袁冬，等. 河北某地社区中老年健康男性血清生殖激素水平变化研究. 中华男科学杂志，2009，15（8）：679－684.

［22］张宝龙，纪玉党，王灿岗，等. 社区中老年男性前列腺体积相关参数和患病情况分析. 中国计划生育学杂志，2011，19（9）：560－565.

三、中老年男性勃起功能与血清睾酮的相关性研究

勃起功能障碍是指阴茎不能达到和/或不足以维持足够勃起以获得满意的性生活。ED 的相关危险因素[1-3]包括：高血压、高血脂、糖尿病、心理疾病、性激素水平异常等。随着男性年龄的增高，血清睾酮水平下降，ED 发病率显著上升。睾酮能改善性欲、射精功能，睾酮缺乏影响磷酸二酯酶 5 型（PDE-5）的基因表达，但其在勃起功能病理学中的确切机制仍不太清晰。本研究旨在分析 ED 患者血清总睾酮（total testosterone，TT）、游离睾酮（free testosterone，FT）及生物活性睾酮（bioavailable testosterone，Bio-T）的变化，并探讨它们之间的相关性。

（一）资料与方法

1. 研究对象

本次研究对象为 2011 年 11 月至 2012 年 8 月浙江省嘉善县 40~70 岁有固定性伴侣的中老年男性。根据当地行政村提供的人口资料，按照 10:1 抽样比例进行系统抽样调查 1000 例。按年龄分为 40~49 岁、50~59 岁、60~70 岁 3 组，平均年龄（56.41 ± 9.13）岁。纳入标准：①40~70 岁的当地已婚有固定性伴侣的男性。②6 个月内无严重心、脑血管病史，未服用过影响性激素代谢的药物如雄性激素、甲状腺素等。③能自愿接受问卷调查者（签署知情同意书）。排除标准：①不愿意配合调查者。②存在先天性发育不全、畸形引起的勃起障碍者。③有明显的心理性疾病因素，如焦虑或抑郁、宗教禁忌、心理创伤、过度强迫性格等。④有严重的高血压或糖尿病引起的勃起功能障碍者。⑤有明显外伤或手术引起勃起障碍者。所有入选者均为本地人群，研究个体之间无血缘关系，并签署知情同意书。

2. 研究方法

根据《国际勃起功能指数评分表（IIEF-5）》，由统一培训的医务人员指导调查对象独立完成问卷，回顾其半年内的勃起功能状况评估其勃起功能，并依据评分结果对 ED 病情及严重程度进行分级：①勃起功能基本正常组（22~25 分）。②轻度 ED（12~21 分）。③中度 ED（8~11 分）。④重度 ED（≤7 分）。所有研究对象于清晨 8:00~10:00 空腹时静脉采血，当场分离血清后-20℃保存，使用美国 Beckman 公司

化学发光仪由专人一次完成检测血清 TT 及性激素结合球蛋白（sex hormone－binding globulin，SHBG），单位换算为 nmol/L，日本日立 7600 全自动生化分析仪检测白蛋白水平，并根据已知测定的血清 TT、SHBG 和血清白蛋白浓度计算 FT 及 Bio－T[4]。

3. 统计学分析

应用 SPSS 13.0 统计软件对所得数据进行统计学分析，所有数据经正态性检验（Kolmogorov－Smirnov Test）符合正态分布，以均数±标准差（$\bar{x}\pm s$）表示。采用单因素方差分析（one－way ANOVA），两组间计量资料比较采用 t 检验，相关结果与 IIEF 评分进行 Pearson 相关性分析，以 $P<0.05$ 为差异有统计学意义。

（二）结果

1. 一般情况

共获得符合条件的有效问卷 995 份，平均年龄（56.41±9.13）岁，其中 40～49 岁 319 例（32.06%），50～59 岁 322 例（32.36%），60～70 岁 354 例（35.58%）。IIEF 评分平均（14.37±6.30）分。正常勃起 236 例，轻度 ED 369 例，中重度 ED 390 例。

2. 不同年龄组 ED 的发病率及 IIEF 评分

不同年龄组 ED 的发病情况：40～49 岁占 58.62%（187/319），50～59 岁 75.78%（244/322），60～70 岁 92.66%（328/354），总发病率为 76.28%（759/995）。随着男性年龄的增长，ED 的发病率显著上升，差异具有统计学显著意义（$P<0.01$）（表 3-12）。

表 3-12　不同年龄组 ED 发病率及 IIEF 评分比较

年龄	例数	患病数率	IIEF 评分
40～49	319	187（58.62）	17.19±5.29
50～59	322	244（75.78）	15.30±5.58
60～70	354	328（92.66）	12.07±6.53△

△$P<0.01$。

3. 不同年龄 ED 患者血清睾酮水平的比较

TT 水平在不同年龄的 ED 患者中随年龄增加下降，差异具有统计学意义（$P<0.05$）；而 FT 及 Bio－T 在不同年龄的 ED 患者中随着年龄增加下降愈加明显，差异具有统计学显著意义（$P<0.01$）（表 3-13）。

表 3-13　不同年龄 ED 患者血清睾酮水平比较

年龄	例数	TT（nmol/L）	FT（nmol/L）	Bio-T
40～49	187	14.62±3.94	0.26±0.07	6.99±1.96
50～59	244	14.02±3.47	0.24±0.05	6.21±1.44
60～70	328	13.77±4.32*	0.22±0.11△	5.39±1.39△

*$P<0.05$；△$P<0.01$。

4. 正常勃起组与 ED 患者血清睾酮水平比较

正常勃起人群的 TT 水平略高于 ED 患者，但差异无统计学意义（$P=0.097$）；而 FT 及 Bio-T 在正常勃起组明显高于 ED 患者，差异具有统计学显著意义（$P<0.05$）（表 3-14）。

表 3-14　正常勃起组与 ED 患者睾酮水平比较

组别	例数	TT（nmol/L）	FT（nmol/L）	Bio-T
正常	236	14.63±4.17	0.25±0.15	6.48±1.56
ED	759	14.20±3.94	0.23±0.09*	6.04±1.70△

*$P<0.05$；△$P<0.01$。

5. 不同 IIEF 评分 ED 患者睾酮变化情况

TT 在不同 IIEF 评分的 ED 患者中变化没有规律，差异无统计学意义（$P=0.089$）；FT 和 Bio-T 在 ED 患者中随着 IIEF 评分减低而明显下降，差异具有统计学显著意义（$P<0.01$）（表 3-15）。

表 3-15　不同 IIEF 评分 ED 患者 TT、FT 及 Bio-T 比较

IIEF 评分	例数	TT（nmol/L）	FT（nmol/L）	Bio-T
12≤IIEF≤21	512	14.21±4.01	0.24±0.10	6.22±1.70
8≤IIEF≤11	134	14.07±3.16	0.22±0.05	5.62±1.41
IIEF≤7	113	14.24±4.13	0.21±0.06△	5.44±1.78△

△$P<0.01$。

6. 血清睾酮水平与 IIEF 评分之间的相关性

Pearson 相关分析结果显示，TT 与 IIEF 评分之间无明显的相关关系（$r=-0.045$，$P=0.152$）；而 FT 及 Bio-T 与 IIEF 评分存在着显著正相关，相关系数分别为（$r=0.135$，$P<0.01$）和（$r=0.214$，$P<0.01$）。

（三）讨论

随着人们对生活质量要求的不断提高，中老年男性生殖健康已成为全社会关注的

热点问题。ED是中老年男性的常见疾病，其发病率及严重程度随着年龄的增高而增加。近年来大规模的流行病学调查显示，ED的发病率呈逐年上升趋势，且发病年龄越来越年轻化[5]。国际勃起功能问卷 IIEF－5 量表已被循证医学证实是一种可靠的心理测试量表，目前临床上通过询问测试者近半年来的性功能情况评估勃起功能并进行 ED 严重程度的分级[6]。本研究结果发现，中老年男性人群存在很高的 ED 发病率，ED 的发病率达 76.28%；同时，ED 发病率随增龄而明显升高，40～49 岁、50～59 岁和60～70 岁组分别为 58.62%、75.78% 和 92.66%，与国内的文献报道相近[7,8]。

正常的阴茎勃起是一个血管－神经－内分泌等多种因素共同作用的复杂过程，其中任何一个因素的异常均可导致 ED。ED 的病因复杂[9]，不仅与内分泌因素相关，也可由心理性、神经性、血管性、外伤和海绵体结构异常等因素影响勃起功能。性激素水平异常尤其为睾酮水平的下降可能是导致 ED 的发病机制之一。中老年男性血清睾酮水平下降的可能机制有：脑垂体功能发生缺陷，导致 LH 峰值降低，睾酮水平下降后反馈刺激 LH 分泌增加的幅度减小及有生物活性 LH 的分泌量减少[10]；睾丸间质（Leydig）细胞的数量减少、功能下降及睾丸血供减少；SHBG 量的增加，导致 Bio－T 与 TT 水平不成比例的下降。随着男性年龄的增长，外周脂肪组织使睾酮芳香化为雌激素的能力提高，脂肪细胞来源的各种炎症细胞因子大量释放，使机体长期处于慢性炎症状态，氧化应激水平的增高损伤了阴茎血管内皮细胞，影响一氧化氮合成酶（NOS）的表达与激活，导致一氧化氮的产生减少，最终导致勃起功能受损。睾酮对维持阴茎勃起具有重要作用，通过中枢及外周的作用对阴茎勃起进行调控[11,12]：①一氧化氮－环单磷酸鸟苷（NO－cGMP）的信号传导通路在阴茎勃起中起重要调控作用，阴茎内 NOS 的表达和活性有赖于人体内正常的血清睾酮水平。②阴茎海绵体的平滑肌细胞中环单磷酸鸟苷（cGMP）通过 PDE－5 降解为单磷酸鸟苷（GMP），睾酮对 PDE－5 的表达和活性起直接调控作用。③睾酮对维持阴茎正常勃起所需的神经网络结构与功能具有重要作用。④睾酮与阴茎海绵体细胞的生长与分化有关，睾丸剥脱将使阴茎白膜弹性纤维丧失，阴茎海绵体平滑肌的含量将显著减少，取而代之的为胶原纤维，这些异常的改变直接影响阴茎血液灌注，导致 ED 的发生。

男性人体内的睾酮95%来源于睾丸组织，由睾丸间质细胞合成与分泌[13]。睾酮主要由以下 3 种形式存在，即 44% 的睾酮与 SHBG 结合形成不具有生物学活性的睾酮，54% 的睾酮与白蛋白疏松结合，约 2% 的睾酮为不结合的 FT，后两者组成生物活性睾酮（Bio－T），并通过靶器官发挥作用。由于 SHBG 受多种因素的影响而升高或降低，血清 TT 水平往往不能准确的反映具有生物学活性睾酮的真实情况，因此只有测定 FT 或 Bio－T 才能真正反映其血清中发挥生物学效应的睾酮状况。特别对于年老和（或）肥胖患者，随着年龄的增长，FT 和 Bio - T 的下降速度比 TT 更快，FT 和 Bio - T 比 TT 更能反映睾酮缺乏所带来的影响[14]。本研究结果证实，血清睾酮水平呈现与老龄化相关的进行性下降趋势，FT 及 Bio - T 伴随着增龄而下降愈加明显，与文献报道一致[7,15]。同时，本研究发现，TT 水平在 ED 患者中随着年龄的增加而降低（$P < 0.05$），但 FT 及 Bio - T 随年龄增加而显著下降（$P < 0.01$）。TT 在正常勃起人群和 ED 患者之间无统计学差异（$P = 0.097$），而 FT 及 Bio - T 则在正常勃起人群显著高于 ED 患者（$P < 0.05$）。本研究结果证实，FT 及 Bio - T 随着 ED 患者的 IIEF 评分下降而明显降低，相关分析结果显示，血清 FT 及 Bio - T 与 ED 的严重程度呈显著负相关，而血清 TT 与之无显著的相关关系。有学者提议将 FT 及 Bio - T 作为 ED 伴性腺功能低下的诊断标准[16,17]，原因有以下三点：①与 TT 相比，FT 与 Bio - T 显著相关。②FT 与 Bio - T 水平高度一致，FT 随年龄呈线性关系明显下降。③检测 FT 水平并不受血液中蛋白结合睾酮的影响。所以对于 ED 患者影响血清睾酮水平的主要因素为 FT 和 Bio - T。

　　综上所述，中老年男性人群存在很高的 ED 发病率，且伴随年龄的增高显著上升。FT 及 Bio - T 在不同年龄的 ED 患者中随增龄下降比 TT 更快，TT 在不同 IIEF 评分的 ED 患者中变化没有规律，FT 和 Bio - T 随着 IIEF 评分的减低而明显下降，TT 与 ED 无明显相关性，而 FT 及 Bio - T 与 ED 显著相关。因此，FT 及 Bio - T 在 ED 患者的内分泌诊断价值优于 TT，更能准确反应 ED 患者的血清睾酮水平。

参考文献

[1] Lee JC, Bénard F, Carrier S, et al. Do men with mild erectile dysfunction have the same risk factors as the general erectile dysfunction clinical trial population?[J] BJU Int, 2011, 107 (6): 956 - 960.

[2] Hackett G. The burden and extent of comorbid conditions in patients with erectile dysfunction [J]. Int J Clin Pract, 2009, 63 (8): 1205 - 1213.

[3] 张佳卉，杨海芸，周慧，等. 中老年男性高血压患者勃起功能障碍相关因素分析 [J]. 上海交通大学学报（医学版），2011, 6 (31): 824 - 827.

[4] Vermeulen A, Verdonck L, Kaufman JM. A critical evaluation of simple methods for the estimation of free testosterone in serum [J]. J Clin Endocrinol Metab, 1999, 84 (10): 3666 - 3672.

[5] de Ronde W, van der Schouw YT, Pols HA, et al. Calculation of bioavailable and free testosterone in men: a comparison of 5 published algorithms [J]. Clin Chem, 2006, 52 (9): 1777 - 1784.

[6] 潘连军，夏欣一，黄宇烽. 雄激素缺乏与勃起功能障碍 [J]. 中华男科学杂志，2006, 12 (11): 1030 - 1034.

［7］ Traish AM，Goldstein I，Kim NN. Testosterone and erectile function：from basic research to a new clinical paradigm for managing men with androgen insufficiency and erectile dysfunction ［J］. Eur Urol，2007，52（1）：54－70.

［8］ 白文俊，邓世洲. 雄激素对阴茎勃起功能的外周调控作用 ［J］. 中华男科学杂志，2006，12（12）：1059－1062.

［9］ Shen ZJ，Zhou XL，Lu YL，et al. Effect of androgen deprivation on penile ultrastructure ［J］. Asian J Androl，2003，5（1）：33－36.

［10］ 梁国庆，吴旻，王波，等. 雄激素受体基因 CAG 多态性与迟发性性腺功能减退症的相关性研究 ［J］. 中华男科学杂志，2012，18（9）：797－802.

［11］ Ho CK，Beckett GJ. Late－onset male hypogonadism：clinical and laboratory evaluation ［J］. J Clin Pathol，2011，64（6）：459－465.

［12］ Zeng QS，Xu CL，Liu ZY，et al. Relationship between serum sex hormones levels and degree of benign prostate hyperplasia in Chinese aging men ［J］. Asian J Androl，2012，14（5）：773－777.

［13］ Sun K，Liang GQ，Chen XF，et al. Survey for late－onset hypogonadism among old and middle－aged males in Shanghai communities ［J］. Asian J Androl，2012，14（2）：338－340.

［14］ Meuleman EJ，Hatzichristou D，Rosen RC，et al. Diagnostic tests for male erectile dysfunction revisited ［J］. J Sex Med，2010，7（7）：2375－2381.

［15］ Hwang TI，Lo HC，Tsai TF，et al. Association among hypogonadism，quality of life and erectile dysfunction in middle－aged and aged male in Taiwan ［J］. Int J Impot Res，2007，19（1）：69－75.

［16］ Namiki M，Akaza H，Shimazui T，et al. Clinical practice manual for late－onset hypogonadism syndrome ［J］. Int J Urol，2008，15（5）：377－388.

［17］ Iwamoto T，Yanase T，Horie H，et al. Late－onset hypogonadism（LOH）and androgens：validity of the measurement of free testosterone levels in the diagnostic criteria in Japan ［J］. Int J Urol，2009，16（2）：168－174.

四、雄激素受体基因（CAG）多态性
对前列腺癌恶性程度的影响

前列腺癌（prostate cancer，PCa）是老年男性的常见恶性肿瘤，其发病机制尚未完全明了，目前认为，遗传因素是其最重要病因之一。基因组学研究发现，57%的PCa发病病因取决于其基因方面的因素[1]。雄激素受体（androgen receptor，AR）基因的过表达可以引起PCa的发生和发展[2]。本研究采用PCR和双链循环DNA测序方法进行外周血标本AR基因CAG串联重复序列（CAG short tandem repeat，CAG-STR）检测，探讨CAG重复序列长度与PCa恶性程度的相关性，为基因水平筛选PCa易感人群寻找理想的分子标志物。

（一）对象与方法

1. 研究对象

95例PCa患者和98例正常男性（参照组）血样标本均来自上海交通大学医学院附属仁济医院和上海市中医医院泌尿外科。PCa患者均经前列腺穿刺活检病理证实，年龄47～86岁，中位年龄64岁，按照PCa肿瘤的Gleason评分进行分级，8～10分为高危组计27例，≤7分为低危组68例。参照组人群年龄51～65岁，中位年龄58岁。

2. 基因组DNA提取及引物设计与合成

静脉采血10 ml注入含EDTA的试管内，运用厦门百维信生物科技有限公司提供的试剂盒提取DNA。PCR方法扩增AR基因外显子$1NH_2$端转录调节区350bp片段，引物设计采用Primer 5.0软件完成，由英潍捷基上海贸易有限公司合成，上游引物序列：5′-CAGTTAGGGCTGGGAAGGGTC-3′，下游引物序列：5′-TGCGGCTGT-GAAGGTTGCT-3′。

3. PCR反应

PCR反应总体积为25 μl，内含2×PCR缓冲液，终浓度为200 $\mu mol/L$的dNTP，终浓度为2 mmol/L的$MgCl_2$，引物终浓度为0.5 $\mu mol/L$，模板DNA约200 ng，TaqDNA聚合酶（Takara公司）1.25U。扩增条件：95℃预变性，2 min后进入循环（96℃变性30s，65℃复性30s，72℃延伸30s，循环35次），72℃再延伸4 min。

4. 目的片段测序

PCR 产物用 10 μl 载样缓冲液，混匀，加于 8g/L 琼脂糖凝胶（含溴乙啶）中电泳后，紫外灯下切取特异性的 PCR 条带。扩增片段送北京六合华大基因公司上海测序部检测 $(CAG)_n$ 双链 DNA 循环序列。

5. 统计学分析

应用 SPSS 11.0 统计软件对所得数据进行统计学分析，计量资料以 $(\bar{x} \pm s)$ 表示。采用单因素方差分析（One-Way ANOVA）进行比较，$P < 0.05$ 为差异具有统计学意义。

（二）结果

1. AR 基因 CAG 重复序列长度

图 3-1 显示，三组对象共 193 例 CAG 重复次数介于 14～34，平均 23.72±3.32，中位数为 23.0，与文献报道一致。

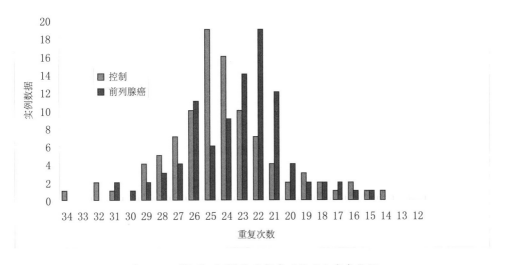

图 3-1 AR 基因 CAG 重复序列长度分布条状图

2. CAG 重复序列长度与 PCa 恶性程度的相关关系

三组 CAG 重复序列长度比较（表 3-16），分别为参照组（98 例，24.20±3.50），PCa 组（95 例，23.21±3.07）；其中低危组（68 例，23.65±2.92），高危组（27 例，22.11±3.21），参照组长度高于 PCa 组（P＜0.05），PCa 高危组长度显著低于参照组（$P < 0.01$），PCa 高危组长度则低于 PCa 低危组（P＜0.05），但参照组与 PCa 低危组比较，差异变化没有统计学意义（$P > 0.05$）。

表 3 - 16 三组间 CAG 重复序列长度比较

组别	例数	CAG 重复序列长度	t 值	P 值
低危组	68	23.65 ± 2.92	1.536*	0.281
高危组	27	22.11 ± 3.21	2.093△	0.040
参照组	98	24.20 ± 3.50	0.557□	0.004

* 与参照组比较（$P < 0.05$）；△ 与低危组比较（$P > 0.05$）；□ 与高危组比较（$P < 0.01$）。

（三）讨论

AR 是雄激素的主要分子靶标，通过与雄激素结合并作用于相应的靶组织和器官而发挥效应，所以 AR 是介导雄激素作用的关键分子基础。AR 是类固醇激素受体家族的一员，其编码基因位于 X 染色体的 q11 - 12 区，由 8 个外显子和 7 个内含子组成。AR 的一级结构分为三个不同功能区：①具有转录激活功能的 N - 端区（N - terminal domain，NTD）。②与靶基因上雄激素反应元件（androgen response element，ARE）特异性结合的 DNA 结合区（DNA binding domain，DBD）。③C 端的配体结合区（ligand binding domain，LBD）。AR 的转录活性细微调节由其第一外显子 1NH$_2$ 重复序列 $(CAG)_n$ 编码，即 CAG 重复次数（n 值）与 AR 的转录活性呈现负相关，n 值越小，AR 的转录活性越强大[3]。AR 基因 $(CAG)_n$ 编码谷氨酰胺重复序列数量在 16～29 时，方能维持 AR 分子结构以及 AR 与协同因子间的正常作用，但伴随着重复序列的增加，AR 与其协同因子的作用将受到抑制，导致 AR 信号传导通路出现异常[4]。

前列腺是雄激素依赖性器官，AR 存在于成人前列腺间质细胞和腺上皮细胞的细胞核内，AR 信号系统对前列腺的生长、发育以及维持其功能起着至关重要的作用[5]。AR 通过直接与 DNA 序列结合，调节相关基因的表达，在男性生殖器官的形成、第二性征发育、蛋白质合成代谢、骨骼和肌肉发育等方面发挥着重要功能[6,7]。研究显示，PCa 与 AR 的表达改变存在着某些关联，AR 的过量表达将促进前列腺上皮细胞增殖，最终导致 PCa 的发生[8]。尽管目前对于 PCa 组织中 AR 表达情况的研究结果并不统一，但 AR 在 PCa 疾病的激素依赖向激素非依赖性的转化过程中存在着重要作用却是具有共识的[9]。在 PCa 发生的早期阶段，AR 的表达较 BPH 组织显著增加，但伴随肿瘤临床分期的增高，AR 的表达却呈递减趋势，甚至低于 BPH 组织中[10]。

有研究证实，AR 基因 $(CAG)_n$ 多态序列长度与冠心病[11]、妇女乳腺癌[12]和中老年男性迟发性性腺功能减退症[13]等多种疾病的发生有关。唐（Tong）等[14]研究了中国汉族 PCOS 妇女时发现，PCOS 人群 $(CAG)_n$ 重复序列长度明显短于正常人群，提示较短 CAG 者 AR 的表达量增加，组织对雄激素敏感性增强，较长 CAG 重复序列者 AR

表达量减少，雄激素敏感性下降。最新研究发现[15]，短的（CAG）$_n$（n≤24）重复序列与印度男性 PCa 和 BPH 疾病的发生有关。

本研究结果显示，受试者（CAG）$_n$重复数分布呈现多态性，分布范围为 14～34。PCa 组的 CAG‐STR 重复次数（n 值）低于参照组（$P<0.05$），PCa 高危组的长度亦低于 PCa 低危组（$P<0.05$），而参照组的 CAG 重复长度则显著高于 PCa 高危组（$P<0.01$），PCa 低危组长度略低于参照组，但差异没有统计学意义（$P>0.05$）。此研究提示较短的 CAG 重复序列可能使前列腺上皮细胞更容易受到损伤，从而增加了 PCa 疾病的易患性。CAG‐STR 重复次数的减少将降低 AR 基因的转录活性，使雄激素的作用不能很好发挥。由此可以推断，AR 基因的 CAG 重复序列长度可能是 PCa 发病的危险因素，CAG 重复序列越短，则发生 PCa 疾病的可能性越大，PCa 的恶性程度更高。

关于基因多态性与 PCa 易患性的研究，各研究者的结论仍存在着诸多争议，可能源于受试者人种的差异、生物学差异及实验者的实验技术、统计方面局限性等因素的影响。需要进一步统计全面的大样本、多中心研究，以期明确基因多态性与 PCa 易患性之间更直观全面的关联。

参考文献

[1] Safarinejad Mr，Shafiei N，Safarinejad S．Relationship of insulin‐like growth factor (IGF) binding protein‐3 (IGFBP‐3) gene polymorphism with the susceptibility to development of prostate cancer and influence on serum levels of IGF‐I，and IGFBP‐3 [J]．Growth Horm IGF Res，2011，21 (3)：146‐154.

[2] Grasso Cs，Wu Ym，Robinson Dr，et al．The mutational landscape of lethal castration‐resistant prostate cancer [J]．Nature，2012，487 (7406)：239‐243.

[3] 毛达勇，赵娟，张吉才．雄激素受体基因（CAG）n 多态性与男性 2 型糖尿病血管并发症相关性 [J]．分子诊断与治疗杂志，2012，4 (4)：245‐248.

[4] Palazzolo I，Gliozzi A，Rusmini P，et al．The role of the polyglutamine tract in androgen receptor [J]．J Steroid Biochem Mol Biol，2008，108 (3‐5)：245‐253.

[5] 丁涛，车文骏，陈同珏．前列腺癌组织中性激素受体表达的分析 [J]．中华男科学杂志，2006，12 (1)：50‐52，56.

[6] Manolagas Sc，O'Brien Ca，Almeida M．The role of estrogen and androgen receptors in bone health and disease [J]．Nat Rev Endocrinol，2013，9 (12)：699‐712.

[7] Lin Lh，Baracat Mc，Maciel Ga，et al．Androgen receptor gene polymorphism and polycystic ovary syndrome [J]．Int J Gynaecol Obstet，2013，120 (2)：115‐118.

[8] Mazaris E, Tstotras A. Molecular pathways in prostate cancer [J]. Nephrourol Mon, 2013, 5 (3): 792 - 800.

[9] Bluemn Eg, Nelson Ps. The androgen/androgen receptor axis in prostate cancer [J]. Curr Opin Oncol, 2012, 24 (3): 251 - 257.

[10] 曾锐, 刘智勇, 孙颖浩, 等. 不同前列腺组织中雄激素受体的表达研究 [J]. 中华男科学杂志, 2010, 16 (11): 967 - 972.

[11] Saltiki K, Cimponeriu A, Garofalaki M, et al. Severity of coronary artery disease in postmenopausal women: association with the androgen receptor gene (CAG) n repeat polymorphism [J]. Menopause, 2011, 18 (11): 1225 - 1231.

[12] Rajender S, Francis A, Pooja S, et al. CAG repeat length polymorphism in the androgen receptor gene and breast cancer risk: data on Indian women and survey from the world [J]. Breast Cancer Res Treat, 2011, 127 (3): 751 - 760.

[13] 梁国庆, 吴旻, 王波, 等. 雄激素受体基因CAG多态性与迟发性性腺功能减退症的相关性研究 [J]. 中华男科学杂志, 2012, 18 (9): 797 - 802.

[14] Tong D, Deng J, Sun H, et al. The relationship between CAG repeat length polymorphism and infertility in Southern Chinese Han women [J]. J Endocrinol Invest, 2010, 33 (8): 559 - 563.

[15] Soni A, Bansal A, Mishra Ak, et al. Association of androgen receptor, prostate - specific antigen, and CYP19 gene polymorphisms with prostate carcinoma and benign prostatic hyperplasia in a north indian population [J]. Genet Test Mol Biomarkers, 2012, 16 (8): 835 - 840.

五、应用中国商环改良包皮环切术治疗
包皮过长及包茎的临床分析

男性包皮环切术是泌尿外科常见手术之一，据 WHO 估计，全世界有近 30% 男性接受过包皮环切手术，而我国要求行包皮环切术的男性也越来越多。随着包皮基础医学研究的不断深入，其手术方法演变较多，创新术式不断显现[1]。Peng 等[2] 在 2008 年报道了应用商建忠发明的一次性包皮环切吻合器（被 WHO 称为"商环，Shang Ring"）具有微创、简便、无缝合、疼痛少、手术时间只需 3～5 min 即可完成，术后可正常工作等优点，并制订了中国商环的标准化手术方案。自 2009 年 6 月至 2011 年 10 月，笔者在此基础上对包皮过长、包茎患者应用中国商环行改良包皮环切术，发现采用中国商环改良包皮减张环切手术疗效满意。现报告如下。

（一）临床资料与方法

1. 一般资料

所有接受中国商环包皮环切术的患者术前均签署商环包皮环切手术知情同意书。自 2009 年 6 月至 2011 年 10 月行商环包皮环切术的患者 178 例，其中 56 例行传统商环包皮环切术，未行减张切口，122 例行改良减张手术切口。所有患者术前均接受血常规检查未见异常。年龄为 16～72 岁，平均 27.6±3.7 岁，其中包皮过长 153 例，包茎 25 例，3 例患者因合并包皮系带断裂并行包皮系带修整术。

2. 应用中国商环改良包皮环切具体手术方法

术前常规剃毛，在背侧包皮外板距冠状沟 0.5 cm 至系带环行做好标志线，保持在自然状态下，龟头完全或绝大部分显露，在勃起状态下，阴茎不弯曲。如果一味追求龟头完全显露，特别是肥胖者，有可能会导致严重的后果。在阴茎非勃起状态下用配套的商环专用软尺测量阴茎冠状沟处的阴茎体周长，测量尺的读数窗口可显示相应商环的规格型号，要求所用的规格略大于测量值一个型号以保证术后阴茎勃起膨胀时血供不受影响。平卧位，常规消毒手术野后，以 1% 利多卡因 5～10 ml 阴茎背神经阻滞麻醉，1～2 min 后以血管钳试夹包皮无疼痛后套入吻合器内环于龟头处包皮外板上，然后在 3、6、9、12 点的位置用手术钳夹住包皮的边缘将包皮上翻覆盖在内环上，确保包皮与系带在一条线上夹住包皮缘，注意自然拉直包皮外板至标志线处，再次检查内外板平整后将外环扣紧上第一齿，适度调整保证包皮内、外板的匀称（建议保留内板0.8～1.0 cm），完整保留包皮系带，使系带在阴茎头垂直状态下无张力伸直，检查满意后扣紧包皮吻合器的所有三个齿，用手术剪刀剪去多余的包皮，而后在环的下方做3～4个切口，并在距离环0.3～0.5 cm处近端阴茎背面皮下无血管区作3个长约0.5 cm的减张切口，深及白膜，切开时注意避开皮下周围小血管、淋巴管，以防术后淋巴回流受阻致伤口水肿及去环后勃起时瘢痕膨胀。若术后减张切口处渗出较多，可予以碘伏纱布包扎8～12小时后移去。

（二）结果

本组有178例患者接受中国商环包皮环切术，其中56例未行减张切口，122例行改良减张手术切口。改良包皮环切术患者的手术时间为5～10 min，平均5.5 ± 1.7 min，术中出血量小于5 ml，较单纯应用商环包皮环切术长1～2 min。未行减张切口的患者术后并发症发生率明显增高，其中术后水肿39.3%（22/56），切口感染8.9%（5/56），出血7.1%（4/56），切口裂开7.1%（4/56），而采用改良包皮环切术患者的术后并发症明显降低，其术后水肿13.1%（16/122），切口感染2.5%（3/122），出血1.6%（2/122），切口裂开0.8%（1/122），在发生出血和切口裂开的患者中无1例需要缝合。改良包皮环切术后患者痛苦少，明显减轻了术后水肿、切口裂开等并发症。两组不同手术方式主要并发症（表3-17）。结果显示，采用改良包皮环切术较单纯应用商环包皮环切术具有较明显的优势，两组间存在着统计学显著性差异（$P<0.01$）。

表 3-17　两组不同手术方式并发症的比较

项目	水肿	感染	出血	裂开
包皮环切组（56 例）	22（39.3%）	5（8.9%）	4（7.1%）	4（7.1%）
改良包皮环切组（122 例）	16（13.1%）	3（2.5%）	2（1.6%）	1（0.8%）

（三）讨论

文献报道我国18～25岁青年包茎出现率为1.98%，包皮过长出现率为65.68%[3]。包皮过长或包茎导致阴茎龟头的感觉过敏或感觉神经兴奋性过高，是导致成人射精功能调节障碍、诱发早泄的重要器质性因素。有报道指出，早泄合并包皮过长者，单纯行包皮环切术后12个月内早泄治愈率达54.9%，即使单纯行包皮环切术后对早泄改善不明显的患者，再运用常规方法进行治疗，也能收到意想不到的效果[4,5]。故治疗包皮过长及包茎时最有效而肯定的方法是进行包皮环切术。最近的国际随机对照临床实验显示包皮环切术可以减少 HIV 及性传播疾病的感染率风险达 60%[6-8]，包皮环切男性的女伴患子宫颈癌的风险比其他妇女要低[9]。这些都明确了男性包皮环切的重要性，可以显著降低 HIV 及女性生殖道传播疾病的感染率以及生殖器肿瘤的发生率。

理想的男性包皮环切器应符合以下要求：①安全、容易学习并使用。②无须全身麻醉。③无须缝合。④创口小、愈合快。⑤出血少、疼痛轻。⑥并发症发生率低。⑦术后无明显瘢痕。⑧体积小、成本低。商环是迄今能满足上述所有要求的用于成人和儿童包皮环切手术的一次性器械。2008 年中国商环包皮环切临床多中心研究协作小组制订了中国商环手术标准化手术方案和标准[10]。较早时间应用中美合资安徽芜湖圣大医疗器械技术有限公司专利制造的"圣环"牌一次性包皮环切吻合器治疗包皮过长、包茎，效果满意，并在此基础上改良了此手术方式，赢得广大患者的赞誉。笔者体会到使用此商环改良减张手术方法有以下几点突出优势：①手术操作简便、快速，手术方式易于标准化[11]、安全，手术时间较单纯应用商环包皮环切术延长 1～2 分钟，术后水肿及疼痛程度较单纯应用商环包皮环切术明显减轻，无需特殊护理，对患者的工作和生活影响轻微。②阴茎近端切开小裂口不影响患者伤口的愈合，但却能明显减轻术后并发症的发生，切开深度必须到达阴茎白膜以彻底减压引流，并注意避开皮下周围小血管、淋巴管，以上 2 例术后出血因患者术后午夜阴茎勃起明显而抓挠伤口所致，但出血均位于减张切口而未积聚于皮下，经消毒包扎压迫止血 12 小时后未再出血。③此手术方式无需缝合、结扎止血，术后伤口水肿及疼痛程度较单纯应用商环包皮环切组明显减轻，多数患者术后数小时内出现疼痛不适感，口服对乙酰氨基酚即能抑制疼痛。只要医务人员向患者解释清楚，分散其注意力，多数患者在改良包皮环切术后不必口服雌激素[12]。④无论是袖套式还是传统的背切式，对系带局部的处理最为关键，也最为困难[13]。而本术式保留了包皮系带的完整性，尤其对于有些"长包皮，短系带"病理改变的患者，解决了传统的包皮环切术处理难点在于包皮系带[14,15]。

由于应用中国商环改良包皮环切术要求手术减张切口时避开阴茎背面浅层血管网、淋巴管网，因此，手术要求相对精细，但这并没有增加手术难度。相反，由于所有操作完全在直视下完成，所以，该术式更易为广大医务人员接受，值得推广。

参考文献

[1] 刘加升，张雷，等. 包皮环切术的改进. 医学新知杂志，2000，10：110-111.

[2] Peng YF, Cheng Y, Wang GY, et al. Clinical application of a new device for minimally invasive circumcision. Asian J Androl，2008，10（3）：447-454.

[3] 孟镶，李大巍，刘坤，等. 未婚青年阴茎和阴茎包皮的观测及临床意义. 解剖与临床，2003，8（2）：73-74.

[4] 杨德民，林慧，张滨，等. 包皮环切术对阴茎头振动感觉阈的影响. 中华男科学杂志，2008，14（4）：328-330.

[5] 张世杰，赵永明，郑三国，等. 包皮过长与早泄相关性初步探讨. 中华男科学杂志，2006，12（3）：225-227.

[6] Bailey RC, Moses S, Parker CB, et al. Male circumcision for HIV prevention in young men in Kisumu, Kenya：A randomized controlled trial. Lancet，2007，369 (9562)：643-656.

[7] Gray RH, Kigozi G, Serwadda D, et al. Male circumcision for HIV prevention in men in Rakai, Uganda：A randomized trial. Lancet，2007，369 (9562)：657-666.

[8] Flynn P, Havens P, Brady M, et al. Male circumcision for prevention of HIV and other sexually transmitted diseases. Pediatrics，2007，119 (4)：821-822.

[9] Sobngwi-Tambekou J, Taijaard D, Nieuwondt M, et al. Male circumcision and Neisseria gonorrhoeae, Chlamydia trachomatis and Trichomonas vaginalis：observations after a randomised controlled trial for HIV prevention. Sex Transm Infect 2009；85 (2)：116-120.

[10] 程跃，彭弋峰，刘毅东，等. 应用中国商环包皮环切手术标准化方案对328例成年男性包皮环切的临床报告. 中华男科学杂志，2009，15 (7)：584-592.

[11] 李石华，吕年青，程跃，等. 中国建立男性包皮环切手术标准化和培训的重要性. 中华男科学杂志，2009，15 (5)：390-394.

[12] 李鹏程，蔡明，李州利，等. 乙烯雌酚与对乙酰氨基酚对包皮环切术后阴茎勃起及并发症的影响. 中华男科学杂志，2010，16 (2)：174-175.

[13] 刘歆，郭爱民，蔡红艳. 局部浸润麻醉下袖套状包皮环切术. 中华男科学杂志，2007，13 (9)：842-843.

[14] 孔令波，徐金峰. 袖套式包皮环切术治疗包皮过长和包茎. 解剖与临床杂志，2005，10 (4)：326.

[15] 何锦森. 钳夹袖套式包皮整形环切术. 中国男科学杂志，2006，20 (7)：63.

中医新星之刘鹏篇

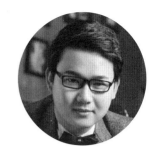

刘鹏，男，1988年6月生，第二军医大学医学硕士在读。科研秘书，负责男性病科实验室工作。现任中国民族医药学会男科分会青年委员、中国性科学理事会专家委员会委员，上海市浦东新区中医药协会男性病专业委员会委员。2013年入选"七院新星"人才培养；作为第一负责人主持课题2项，包括上海市浦东新区卫生和计划生育委员会科技发展专项基金资助项目1项，人才培养计划项目附带课题1项；参与上海市科委等课题7项。以第一作者及通讯作者发表学术论文12篇；国家专利2项；参编书籍一本；2016年获上海市中西医结合科技奖三等奖（第三完成人）。

一、45，X/46，XY 染色体嵌合型伴 AZFbc 区域缺失无精子症 1 例

染色体核型异常和相关基因的缺失、突变是引起男性不育的重要原因，患者多表现为无精子症、少精子症、性分化异常等。近些年来有关 Y 染色体微缺失检测的分子生物学分析越来越深入[1]。本文报道一例子代新生突变引起的 Y 染色体嵌合体核型合并 Y 染色体 AZFbc 区缺失无精子症，整理分析报道如下。

（一）资料与方法

患者，男，28岁，2015年5月因婚后两年不育来上海市第七人民医院门诊就诊，婚后未采取避孕措施且性生活正常，无吸烟史，不酗酒，第二性征正常，身高167 cm，体重56 kg，生殖系统无器质性病变、无外伤，精液细菌培养阴性，支原体衣原体检查阴性，血清抗精子总抗体阴性，体检未发现有明显睾丸、附睾及输精管异常，前列腺、精索静脉超声显示均未异常。采用奥林巴斯 CX31 型显微镜及清华同方彩色精子自动分析系统，分析精液未见精子（择日复查2次）[2]，精液离心后沉渣涂片 Diff－Quik 染色镜检未见精子、生精细胞及白细胞。血清性激素（睾酮、催乳素、促黄体生成激素、

雌二醇、促卵泡成熟激素、孕酮）检测结果均正常，精浆果糖、酸性磷酸酶、α-葡糖苷酶和锌定量检测均正常。其配偶年龄27岁，身高160 cm，体重50 kg，血清性激素、支原体衣原体检测均正常，血清抗精子总抗体阴性、封闭抗体正常，染色体检查符合46，XX核型，经妇科检查未发现输卵管异常，卵泡监测等均正常。其父母非近亲结婚，其父经染色体核型分析结果为46，XY，Y染色体微缺失检测正常。患者有一长兄，已婚已育，染色体核型分析及Y染色体微缺失检测均正常。

（二）结果

1. 精液分析

患者3次精液分析结果均未见精子，精液离心后沉渣涂片 Diff-Quik 染色镜检均亦未见精子、生精细胞及白细胞。确诊为无精子症，行精浆生化指标检测，结果显示：果糖（FRU）23.12 mmol/L，酸性磷酸酶（ACP）1672 U/mL，α-葡糖苷酶（α-GLUC）410.5 mmol/L，锌（Zn）2.67 mmol/L，各项指标均正常（正常参考值：FRU 11.01～43.07 mmol/L，ACP 258～2092 U/mL，α-GLUC 109.6～570.8 mmol/L，Zn 1.09～4.86 mmol/L）。

2. 血清性激素检测

患者血清睾酮（T）8.62 nmol/L，催乳素（PRL）136.14 mIU/L，促黄体生成激素（LH）5.54 mIU/mL，雌二醇（E2）53.00 pmol/L，促卵泡成熟激素（FSH）10.34 mIU/mL，孕酮（P）0.60 nmol/L，血清性激素各项均正常（正常参考值：T 4.94～32.01 nmol/L，PRL 72.66～407.40 mIU/L，LH 0.57～12.07 mIU/mL，E2 40.37～161.48 pmol/L，FSH 0.95～11.95 mIU/mL，P 0.32～0.64 nmol/L）。

3. 染色体核型分析

患者染色体核型显示为性染色体嵌合型，45，X/46，XY，Yqh-，比例为5∶25。共计数30个细胞，见5个细胞核型为45，X，缺失一条性染色体；25个细胞核型为46，XY，Yqh-，Y染色体长臂异染色质区减少（图3-2）。

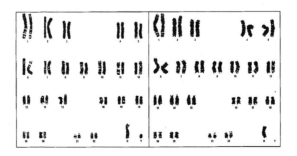

图3-2　患者染色体核型分析结果

4. Y 染色体微缺失分析

患者 6 个 STS 位点多重 PCR 检测显示：AZFa 区域 sY84 和 sY86 位点存在，但 AZFb 和 AZFc 区域位点 sYl27、sYl34、sY254、sY255 均缺失。SRY 基因存在（图 3－3）。

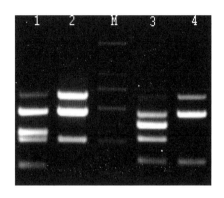

图 3－3 多重 PCR 扩增产物电泳图

注：1. 正常男性 A 组位点（ZFX/ZFY、SRY、sY134、sY84、sY255）；

2. 患者 A 组位点（ZFX/ZFY、SRY、sY134、sY84、sY255）；

M：Marker（分子量从上到下依次为 2000bp，1000bp，750bp，500bp，250bp，100bp）；

3. 正常男性 B 组位点（ZFX/ZFY、SRY、sY254、sY127、sY86）；

4. 患者 B 组位点（ZFX/ZFY、SRY、sY254、sY127、sY86）；

图中 1、2 泳道条带顺序从上到下依次为 ZFX/ZFY、SRY、sY134、sY84、sY255；

图中 3、4 泳道条带顺序从上到下依次为 ZFX/ZFY、SRY、sY254、sY127、sY86。

（三）讨论

无精子症和少精子症患者在男性不育门诊较常见，经常规检查不明原因的无精子症患者也很常见，相关文献报道，由遗传缺陷所引起的精子发生障碍约占男性不育因素 30%[3,4]。染色体核型异常可由亲代遗传或子代新生突变而发生。具有两种或两种以上细胞系的个体称为嵌合体[5]。Y 染色体上有 3 个与生精功能相关的区域，分别为 AZFa、AZFb、AZFc，任何一个区域或多个区域的位点缺失都会导致精子发生障碍。本文患者染色体核型显示为性染色体嵌合型，45，X/46，XY，Yqh－，且合并 AZFb 和 AZFc 区域位点 sYl27、sYl34、sY254、sY255 缺失。患者存在部分 Y 染色体缺失和部分小 Y 染色体，小于 21 号染色体。虽然患者第二性征没有明显改变，但 Y 染色体异常已经直接影响到患者睾丸生精功能。而患者这些 STS 位点的缺失是导致无精子症的最直接原因。此类染色体异常核型在临床中不如克氏综合征、Turner 综合征等常见，但在无精子症患者中，我们仍需要高度重视。鉴于患者长兄已婚已育，染色体核型及 Y 染色体微缺失检查均正常，本文患者出现染色体核型异常属子代新生突变引起。相关文献报道[6-8]，经 ICSI 治疗后，父亲有可能将 AZF 缺失遗传给男性后代，尤其是 AZFc 区域位点的缺失，且该区域位点缺失比较常见，约占 60%。另外，有文献报道，AZFb 区域位点缺失的患者约占 Y 染色体微缺失的 3%～5%，表现为精子成熟障碍，不能行经皮睾丸精子抽吸术或显微切割睾丸取精技术[9,10]。因此为避免将遗传缺陷传给下一代，建议此类患者配偶接受供精人工授精，减少或停止不必要的药物治疗。

参考文献

[1] 孙宝刚，梁鲁南，曹井贺，等. 严重少精子症和无精子症患者染色体核型与 Y 染色体微缺失检测的应用. 中国男科学杂志 2013；27（5）：41，44.

[2] 世界卫生组织. 人类精液检查与处理实验室手册. 第 5 版. 北京：人民卫生出版社，2011：10，20.

[3] Martin RH. Cytogenetic determinants ofmale fertility. Hum Reprod Update 2008；14（4）：379-390.

[4] 蔡志明. Y 染色体及其微缺失与男性不育：过去、现在与将来. 中国男科学杂志 2010；16（5）：387，394.

[5] 戴汝琳，王瑞雪，张志红，等. 两例 Y 染色体嵌合体核型合并 Y 染色体微缺失病例分析. 中国实验诊断学 2010；14（9）：1393-1396.

[6] Kamischke A, Gromoll J, Simoni M, eta/. Transmissionof Y chromosome deletion involving the deleted inazoospermia（DAZ）and chromadomain protein 1（CDYI）genes from father to son through ICSI. Hum Reprod1999；14（9）：2320-2322.

[7] Lee SH，Ahn SY，Lee KW，etM. Intracytoplasmic sperminjection may lead to vertical transimission, expansion, anddenovo occulTence ofY - chromosome microdeletions inmale fetuses. FeralSteril 2006；85（5）：1512-1515.

[8] Kleiman SE, Almog R, Yogev L, et a1. Screening forpartial AZFa microdeletions in the Y chromosome ofinfertile men：iS it ofelinical relevance. Fem'lSteril 2012；98（1）：43-47.

[9] Soares AK Costa P'Silva J, et al. AZFb microdeletions and oligozoospermia - which mechanisms. Fettil Stcril 2012；97（4）：858-863.

[10] 韩瑞玲，李艳，童永清，等. 无精症及严重少精症 Y 染色体微缺失和生殖激素水平研究. 现代检验医学杂志 2014；29（11）：42-43，47.

二、解脲脲原体感染男性不育症患者精液质量分析

为探讨解脲脲原体(M. urealyticum,Uu)感染对男性不育者精液质量影响,检测男性不育者精液体积、精子浓度、精子存活率、前向运动精子百分率(PR)和非前向运动精子百分率(NP)及精浆果糖、酸性磷酸酶、中性 α - 葡萄糖苷酶,分析 Uu 的感染情况并对 Uu 阳性者给予敏感抗生素治疗,停药 4~6 周 Uu 培养转为阴性后再次检测精液质量,报道如下。

(一)资料与方法

1. 研究对象

2013 年 9 月至 2014 年 8 月上海市第七人民医院门诊就诊不育男性患者 139 例,年龄 24~45 岁,平均 29.31±5.25 岁,婚后≥1 年未采取避孕措施且性生活正常,生殖系统无器质性病变、无外伤及遗传病史,精液细菌培养阴性,血清衣原体抗体阴性,血清和精浆抗精子抗体阴性,其配偶经妇科检查排除女方不孕因素。

2. 精液采集与分析

禁欲 2~7 天后自慰法取精液于清洁无菌塑料容器内,于 37℃恒温液化。用奥林巴斯 CX31 型显微镜及清华同方彩色精子自动分析系统,分析精子体积、精子浓度、精子存活率、精子前向运动百分率(PR)、精子非前向运动百分率(NP)[1]。

按试剂盒说明书对精液进行 Uu 培养鉴定及药敏试验。

用精浆果糖定量检测试剂盒(吲哚法)检测果糖水平,参考区间为一次射精(WHO)≥13 μmol;用精浆酸性磷酸酶定量检测试剂盒(对硝基酚磷酸法,深圳博锐德公司)测定酸性磷酸酶活性,参考区间为一次射精(WHO)≥200U;用精浆中性 α - 葡萄糖苷酶定量检测试剂盒(底物酶法)检测中性 α - 葡萄糖苷酶活性,参考区间为一次射精(WHO)≥20mU。

3. 统计学分析

用 SPSS 17.0 软件进行。正态分布的资料用 $\bar{x}\pm s$ 表示,两独立资料均数的比较用两独立样本的 t 检验,两配对资料均数的比较用配对 t 检验;偏态分布的数据用 $M(P_{25},P_{75})$ 表示,两组间比较用非参数检验。以 $P\leqslant0.05$ 为差异有统计学意义。

（二）结果

139例男性不育者精液Uu阳性46例，阳性率33.09%（46/139），Uu阳性组与阴性组精液分析结果（表3-18）。Uu阳性组与阴性组精子浓度、精子存活率、PR差异有统计学意义（t分别为-4.674、-2.656、-2.125，P均<0.05），NP、中性α-葡萄糖苷酶差异有统计学意义（Z分别为-1.983、-2.028，P均<0.05），精液体积、酸性磷酸酶、果糖差异无统计学意义（Z分别为-0.074、-0.069、0.584，P均>0.05）。

对Uu阳性者给予敏感抗生素治疗，停药4～6周Uu培养阳性转为阴性后再次检测精液质量。Uu阳性患者治疗前、后，PR、中性α-葡萄糖苷酶差异有统计学意义（Z分别为-5.206、-2.212，P均<0.05），NP差异无统计学意义（$Z=-1.382$，P>0.05）。精子浓度、精子存活率差异有统计学意义（t分别为-7.586、-7.732，P<0.01），精液体积、酸性磷酸酶、果糖差异无统计学意义（t分别为-0.413、-0.896、-1.685，P>0.05）。

表3-18　Uu阳性组与阴性组精液分析结果

分组		例数	精液体积/ml	精子浓度/10^6/ml	精子存活率/%	PR/%
Uu阳性组	治疗前	46	3(1.5,4)	42.07±21.30	33.25±14.66	23.51±12.41
	治疗后	46	3.08±1.56	59.53±25.20**	50.90±15.73**	36.30**(27.48,51.45)
Uu阴性组		93	3(2,3.9)	61.95±24.63**	39.48±12.15**	28.07±11.68*

分组		NP/%	果糖/μmol	酸性磷酸酶/U	中性α-葡萄糖苷酶/mU
Uu阳性组	治疗前	7.81(5.38,13.71)	45.65(33.28,64.83)	675.9(436.9,883.6)	43.0(26.08,101.93)
	治疗后	9.33(6.63,13.90)	53.60±24.78	664.53±289.88	67.85*(45.28,95.45)
Uu阴性组		10.92*(7.36,14.64)	40.90(26.05,62.55)	687.6(400.1,883.2)	65.7*(29.10,143.5)

注：Uu阴性组与Uu阳性组治疗前比较，* P<0.05，** P<0.01；Uu阳性组治疗前与治疗后比较，* P<0.05，** P<0.01。

（三）讨论

本研究参照WHO精液检测方法[1]检测一次射精精浆果糖、酸性磷酸酶及中性α-葡萄糖苷酶的总量，该三项指标的绝对含量（浓度×精液体积）基本稳定，更能反映精浆的实际情况。因此，精液标本的完整性及精液体积非常重要。

46例Uu阳性者治疗前与93例Uu阴性者比较，精液体积、果糖、酸性磷酸酶差异无统计学意义（P均>0.05），精浆中性α-葡萄糖苷酶比较差异有统计学意义

（$P<0.05$），与郑均等[2]报道一致。Uu 感染导致附睾功能失调，使 Uu 阳性组中性 α-葡萄糖苷酶水平低于 Uu 阴性组。精子浓度、精子存活率、PR、NP 差异有统计学意义（P 均<0.05），与唐万兵等[3]报道一致。

46 例 Uu 阳性者治疗前、后精液参数比较，精液体积、NP、果糖、酸性磷酸酶无统计学意义（P 均>0.05）。46 例 Uu 阳性者治疗前、后精子浓度、精子存活率、PR 及中性 α-葡萄糖苷酶比较差异有统计学意义（P 均<0.05），说明 Uu 阳性者精液质量经治疗后得到有效改善，与相关研究结论基本一致[2,4]。

参考文献

[1] 世界卫生组织. 人类精液检查与处理实验室手册 [M]. 第5版. 北京：人民卫生出版社，2011：10-20.

[2] 郑均，俞守义，贾得胜，等. 男性不育患者生殖道溶脲脲原体感染对精液质量影响的研究 [J]. 中华男科学杂志，2008，14（6）：507-512.

[3] 唐万兵，李观强，陈辉雄，等. 不育症患者精液病原体感染与形态学参数的关系分析 [J]. 国际检验医学杂志，2012，33（7）：771-773.

[4] 黄静，沈尔明，应群华. 精液解脲脲原体感染治疗前后精子质量的观察 [J]. 中国优生与遗传杂志，2006，14（6）：108.

三、486 例原发性早泄患者龟头敏感
神经检测的结果分析

早泄（PE）是临床中最常见的性功能障碍，发病率比勃起功能障碍高，影响20％～30％的男性[1,2]。虽然 PE 的发病机制还不完全清楚，但最近 20 年中，对 PE 的认识和治疗都取得了不小的进展，对 PE 的研究也越来越受到重视[3]。《美国精神疾病诊断和统计手册》第五版（DSM－5）早泄的具体诊断标准如下：①症状至少持续 6 个月并且在性活动中一直如此或几乎都是如此（大约 75％），在性伴侣的性活动中，射精模式持续或反复地发生在 1 min 之内且早于性伴侣期望的时间。②从临床角度看该问题引发了明显的痛苦或伤害。③该项性功能障碍不能用轴Ⅰ的另外一种精神障碍更好地解释（除了有另外一种性功能障碍之外）而且不是由一种物质的作用（如一种药物滥用，使用药物）或一般的医疗问题所致。DSM－5 使用早期发作和晚期发作两种类型为主，我国经常说的原发性和继发性早泄实际更为实用。我们用 Sensiometer 数字震动感觉阈值检查仪（VPT）对 486 例原发性 PE 患者的龟头敏感神经进行测定，现报道如下。

（一）资料与方法

1. 一般资料

观察组为 486 例原发性 PE 患者，均为 2013 年 10 月至 2014 年 9 月在上海市第七人民医院男性科门诊就诊的患者，均为≥18 岁的异性恋者，年龄 18～72 岁，与固定性伴侣有≥6 个月的稳定关系，符合 ISSM 制订的原发性早泄的定义：①第 1 次性交就出现射精快的情况。②几乎每次性交，而且和每个性伴都会出现射精快的情况。③大多数情况（90％）下射精潜伏期都小于 2 分钟[5-6]。排除精神病及其他躯体疾病，如继发性早泄、继发于 ED、前列腺炎、甲状腺疾病等。根据观察组中不同年龄段，分为三组，小于 30 岁的共 236 人，记为组 1；大于或等于 30 岁、小于 40 岁的共 153 人，记为组 2；年龄大于或等于 40 岁的共 97 人，记为组 3。正常对照组 156 人年龄 21～64 岁，性功能正常，性生活和谐，身体健康的志愿者。

2. 检查方法

VPT 检查采用 Sensiometer 数字震动感觉阈值检查仪。受试者在安静状态下，采

取平躺的舒适体位，检测部位保持放松状态，并在闭目状态下进行检查。受试者检查之前，先在受试者手背、手指选取 3 个不同点进行震动感觉测试，告知受试者正确的震动感觉，以确定受试者能够正确区分震动感觉和普通压觉之间的区别。启动 SensiView 人体感觉阈值测试分析系统，检查者用震动探头平衡、稳定地按垂直方向，以手柄自重施压于被检测部位（龟头），当受试者最初感到震动时立即按压患者控制器，数字显示屏显示的数值即为受试者的 VPT 值；分别于龟头 3 点，6 点，9 点，12 点方向各测 3 次，取平均值。对照参考标准，VPT 数值小于 4 即为敏感。

3. 统计学处理

采用 SPSS-15.0 软件，数据资料描述时符合正态分布以均数±标准差（$\bar{x}\pm SD$）表示，偏态分布用中位数、最大值和最小值表示。数据的比较符合正态分布采用 t 检验，不符合正态性采用非参数检验；$P<0.05$ 为差异有统计学意义。

（二）结果

1. 观察组中分年龄段比较各组 VPT

观察组中，组 1 与组 2 VPT12 点数值经非参数检验，$Z=-3.624$，$P<0.01$，有显著性统计学差异；两组 9 点数值经非参数检验，$Z=-1.948$，$P=0.051>0.05$，无统计学差异；两组 3 点数值经非参数检验，$Z=-4.514$，$P<0.01$，有显著性统计学差异；两组 6 点数值经非参数检验，$Z=-2.318$，$P=0.02<0.05$，有统计学差异。观察组中组 3 与组 1 VPT 12 点数值经非参数检验，$Z=-6.217$，$P<0.01$，有显著性统计学差异；两组 9 点数值经非参数检验，$Z=-4.643$，$P<0.01$，有显著性统计学差异；两组 3 点数值经非参数检验，$Z=-5.727$，$P<0.01$，有显著性统计学差异；两组 6 点数值经非参数检验，$Z=-3.838$，$P<0.01$，有显著性统计学差异。观察组中组 2 与组 3 VPT 12 点数值经非参数检验，$Z=-2.935$，$P<0.01$，有显著性统计学差异；两组 9 点数值经非参数检验，$Z=-2.908$，$P<0.01$，有显著性统计学差异（表 3-19）。观察组中组 2 与组 3 VPT 3 点数值经 t 检验，$t=-2.157$，$P=0.032<0.05$，有统计学差异；两组 6 点数值经 t 检验，$t=-2.209$，$P=0.028<0.05$，有统计学差异（表 3-20）。

表 3-19　观察组各组各位点 VPT 数值的比较

位点		组 1	组 2	组 3
3 点	$\bar{x}\pm SD$	4.01±0.88**	4.42±0.86	4.67±0.94△△
	最小值	2.1	2.5	2.3
	最大值	6.4	7.3	7.3
	平均值	3.9	4.4	4.7

（续表）

位点		组 1	组 2	组 3
6 点	$\bar{x} \pm SD$	4.24±0.94*	4.44±0.86	4.70±0.99△△
	最小值	2.0	2.4	2.8
	最大值	7.7	6.4	7.8
	平均值	4.2	4.3	4.9
9 点	$\bar{x} \pm SD$	4.10±0.95	4.30±0.93○○	4.72±1.06△△
	最小值	2.3	2.4	2.4
	最大值	7.2	6.5	8.8
	平均值	4.1	4.2	4.7
12 点	$\bar{x} \pm SD$	3.61±0.88**	3.98±1.02○○	4.49±1.24△△
	最小值	2.1	1.90	2.2
	最大值	6.0	6.20	8.6
	平均值	3.5	3.8	4.3

注：组 1 与组 2 各点数值相比，** $P<0.01$，* $P<0.05$；组 3 与组 1 各点数值相比，△△ $P<0.01$；组 2 与组 3 VPT 12 点、9 点数值相比，○○ $P<0.01$。

表 3-20　观察组中组 2 与组 3 VPT 3 点、6 点数值比较

组别	3 点	6 点
2	4.42±0.86*	4.44±0.86*
3	4.67±0.94	4.70±0.99

注：与组 3 VPT 3 点、6 点数值相比，* $P<0.05$。

2. 正常组与观察组 VPT 比较

正常组与观察组 VPT 12 点数值经非参数检验，$Z=-7.857$，$P<0.01$，有显著性统计学差异；两组 VPT 9 点数值经非参数检验，$Z=-8.950$，$P<0.01$，有显著性统计学差异（表 3-21）。正常组与观察组 VPT 3 点数值经非参数检验，$Z=-8.170$，$P<0.01$，有显著性统计学差异；两组 VPT 6 点数值经非参数检验，$Z=-7.450$，$P<0.01$，有显著性统计学差异（表 3-22）。

表 3-21　正常组与观察组 VPT 12 点、9 点数值比较

组别	12 点				9 点			
	$\bar{X} \pm SD$	最小值	最大值	平均值	$\bar{X} \pm SD$	最小值	最大值	平均值
正常组	4.63±0.96**	2.4	7.1	4.6	5.12±0.87**	2.7	8.8	5.1
观察组	3.90±1.06	1.9	8.6	3.7	4.29±0.99	2.3	8.8	4.2

注：与观察组 VPT 12 点、9 点数值相比，** $P<0.01$。

表 3-22 正常组与观察组 VPT 3 点、6 点数值比较

组别	3 点				6 点			
	$\overline{X} \pm SD$	最小值	最大值	平均值	$\overline{X} \pm SD$	最小值	最大值	平均值
正常组	4.98±0.87**	2.4	7.1	5.1	5.05±0.89**	2.7	7.8	5.1
观察组	4.27±0.93	2.1	7.3	4.2	4.39±0.94	2.0	7.8	4.3

注：与观察组 VPT 3 点、6 点数值相比，** $P<0.01$。

（三）讨论

早泄是男性性功能障碍的常见疾病，在男科就诊原因中已超过了阳痿，排在第一位。此类患者往往存在着神经病理性改变，即阴茎感觉过敏性或感觉神经兴奋性增高，以致射精功能调节障碍而引起早泄[7]。近年来有研究显示，龟头敏感度和早泄相关，特别是原发性早泄患者的阴茎敏感度增高，特别是阴茎头的感觉神经兴奋性比正常人高，以至于在性交时射精潜伏期与射精反射弧较短，射精刺激阈低，在性交时容易诱发过早射精[8-10]。有研究证实，原发性早泄患者的阴茎感觉阈值比正常对照组显著降低，阴茎头躯体感觉诱发电位潜伏期较正常对照组明显缩短[12]。对于早泄的定义和诊断，一直没有公认的标准。2011 年，中国性学会性医学专业委员会男科学组张志超教授、李宏军教授等主编了我国首个《早泄诊断治疗指南》，该指南对于我国早泄诊断和治疗的发展具有里程碑式的意义[6]，但目前对于早泄的诊断还是缺乏相关客观指标，比较普遍接受的是美国精神病协会颁布的 DSM-5 中的诊断标准，这只是主观上的指标。客观上的指标可以通过神经生理仪测定患者阴茎感觉传到反应，如阴茎生物感觉阈值测定、阴茎背神经躯体或背诱发电位（DNSEP）、球海绵体反射潜伏期测定法（BCRSEP）以及交感神经皮肤反应实验（SSRs）等[10-11]。本研究中，采用 Sensiometer 数字震动感觉阈值检查仪检测观察组和对照组阴茎龟头 3 点、6 点、9 点、12 点，VPT 检测结果比较均有显著性统计学差异，与文献报道基本一致。本研究中所采用的阴茎龟头震动感觉阈值测定（VPT）可以评价阴茎背神经向心性传导功能和脑神经中枢兴奋性，操作简便、价格便宜，可考虑作为早泄患者的早期诊断的一种方法，可以对早泄有初步筛选诊断，有助于分析病情，帮助选择治疗方案并分析其疗效。另外，对于原发性 PE 患者 70%都会终生发生射精过快，并且几乎与每一个性伴都是如此，仅 30%的患者会随年龄增加而加重[1]，换言之，其余患者有可能随年龄增加而减弱或不变。辛（Xin）等[13]应用生物震感阈测量器对 120 例原发性早泄患者与 66 例性功能正常人进行区组对照研究，调查阴茎头、阴茎中干及阴囊部位震动觉，结果发现原发性早泄患者阴茎头与阴茎干部的震动阈值显著低于正常组，同时发现早泄患者的震动阈值与年龄因素无关。同样也有报道表示 PE 与年龄、职业、文化程度等无相关性[14]。但也有学者认为早泄是一种与年龄相关的症状，据报道，在小于 40 岁的病人组中早泄患病率高于 40%，而 70 岁以上组的患病率低于 10%；但也有学者认为早泄与年龄的相关性有待进一步证实[15]。本文中，原发性 PE 患者 VPT 检测结果表示，随着年龄的增长，VPT 检测的各点数值有逐渐增大的趋势，龟头敏感度有不同程度的减低。数据显示，年龄在 40 岁以下的患者，比大于 40 岁的患者更容易发生早泄，本文研究的是原发性早泄患者，排除获得性早泄的可能性，但随着年龄的增加，获得性早泄发病率虽然可能会增加，但不意味着龟头敏感性会增强，VPT 数值也不一定会减低，相反，随着年龄增加，龟头敏感性可能会减弱。其中机理还有待于进一步深层次研究探讨。

总而言之，早泄的发病率比较高，但对于早泄的定义、分类及诊断还存在争议，主要还是依靠主观指标评价，尚无明确的客观指标，还需更深层次的研究以促进该领域的发展。

参考文献

[1] 王晓峰. 男科疾病诊治进展. 第 1 版. 北京：人民军医出版社，2012. 165.

[2] Porst H，Montorsi F，Rosen RC，et al. The Premature Ejaculation Prevalence and Attitudes (PEPA) survey：prevalence, comorbidities, and professional help－seeking. Eur Urol，2007，51 (3)：816－823.

[3] 郭宏波. 关于早泄的新见解. 临床和实验医学杂志，2014，13 (8)：683－687.

[4] 陶林，刘捷，王春华，等. DSM－IV 到 DSM－5 早泄诊断标准演变意义的研究. 中国性科学，2013，22 (1)：3－8.

[5] 郭军，王福，耿强，等. 国际性医学会 (ISSM)《早泄诊治指南 (2010 年版)》解读. 中国性科学，2011，20 (7)：5－8.

[6] 王彬. 早泄的诊断与治疗. 中国临床医生，2012，40 (9)：658－661.

[7] 曾毅. 183 例继发性早泄的综合治疗观察. 中国性科学，2012，21 (12)：11－17.

[8] Sadeghi NH，Watson R. Premature ejaculation：current medical treatment and new directions (CME). J Sex Med，2008，5 (5)：1037－1050.

[9] McMahon CG. Clinical trail methodology in premature ejaculation observational, interventional, and treatment preference studies－pater II－study design, outcome measures, date analysis, and reporting. J Sex Med，2008，5 (8)：1817－1833.

[10] 侯继开，曲海明，李一竹，等. 早泄的诊疗进展. 现代生物医学进展，2014，14 (7)：1392－1397.

[11] 苏新军，罗春华，程跃，等. 勃起前后阴茎感觉定量阈值测定在早泄诊断中的应用研究. 现代

实用医学，2013，25 (11)：1250－1251.

[12] 孙志兴，黄新飞，宁克勤. 真空负压中药水动按摩治疗原发性早泄 76 例疗效观察. 湖南中医杂志，2007，23 (5)：3－4.

[13] Xin ZC，Chung SW，Choi YD，et al. Penile sensitivity in patientswith prime premature ejaculation. America Urological association Inc，1996，156：979－981.

[14] 张贤生，梁朝朝，叶元平，等. 早泄与心理障碍. 安徽医科大学，2012.

[15] 周庆葵，张小庄，陆金春. 男科常见疾病诊断与治疗. 第 1 版. 广州：暨南大学出版社，2010，273.

四、男性不育者不同诱导射精法
获得的精液质量分析

为探讨不同诱导射精方法对男性不育者精液质量影响，检测男性不育者精液体积、精子浓度、精子存活率、前向运动百分率（PR）、非前向运动百分率（NP）、不活动百分率（IM）、曲线速度（VCL）、直线运动速度（VSL）、平均路径速度（VAP），现报道如下。

（一）资料与方法

1. 一般资料

2013 年 2 月至 2015 年 3 月上海市第七人民医院门诊就诊不育男性患者 1733 例，婚后≥1 年未采取避孕措施且性生活正常，年龄 22～45 岁，平均年龄在 28.23 岁。生殖系统无器质性病变、无外伤及遗传病史，体检未发现有明显睾丸、附睾及输精管异常，精液细菌、支原体培养阴性，血清衣原体抗体阴性，血清和精浆抗精子抗体阴性。

2. 精液采集与分析

禁欲 2～7 天后，采用手淫法取精液于清洁无菌塑料容器内；采用北京伟力电脑全自动精液取精器以电按摩法取精于特制的无毒性 Silastic 避孕套，使精液于 37℃恒温液化。用奥林巴斯 CX31 型显微镜及清华同方彩色精子自动分析系统，分析精液体积、精子浓度、精子存活率、PR、NP、IM、VCL、VSL、VAP。

3. 统计学分析

用 SPSS－17.0 软件进行。正态分布的资料用 $\bar{x}\pm s$ 表示，两独立资料均数的比较用两独立样本的 t 检验，两配对资料均数的比较用配对 t 检验；偏态分布的数据用 M（P_{25}，P_{75}）表示，两组间比较用非参数检验。以 $P\leqslant0.05$ 为差异有统计学意义。

（二）结果

700 例电按摩组与 1033 例手淫组精液分析结果（表 3－23）。电按摩组与手淫组精液体积、精子浓度、精子存活率、PR、IM 比较有显著性差异（Z 分别为 －2.77、－2.71、－4.88、－4.45、－3.89，P 均<0.01），VCL、VSL、VAP 差异有统计学

意义（Z 分别为 -2.33、-2.25、-2.37，P 均＜0.05），NP 差异无统计学意义（Z 为 -0.43，P＞0.05）。

表 3-23　电按摩组与手淫组精液分析结果

分组	例数	精液体积/mL	精子浓度 (10^6/mL)	精子存活率 (%)	PR (%)	NP (%)	IM (%)	VCL ($\mu m/s$)	VSL ($\mu m/s$)	VAP ($\mu m/s$)
电按摩组	700	3(2,4)	87.07 (41.08, 138.62)	50.73 (35.91, 62.34)	39.27 (25.30, 53.45)	8.24 (4.94, 12.50)	48.57 (36.98, 62.80)	33.41 (27.17, 39.58)	18.95 (14.21, 23.12)	30.86 (24.69, 36.22)
手淫组	1033	2.8 (2,4)**	75.29 (38.34, 122.49)**	45.24 (33.03, 57.05)**	35.63 (22.62, 46.77)**	8.33 (5.39, 12.19)	53.33 (41.66, 64.95)**	32.64 (26.39, 37.78)*	18.01 (13.67, 22.48)*	29.65 (23.96, 34.77)*

注：手淫组与电按摩组比较，* P＜0.05，** P＜0.01。

（三）讨论

精液分析是男科实验室诊断的最重要内容，不仅可以评价男性生育功能，还可用于观察输精管结扎术后的疗效，为体外受精和精子库筛选优质精子，以及用于法医学鉴定等，但要进行精液分析，首先必须要正确的留取精液标本，这是保证精液分析结果准确的重要前提[2]。

本研究参照 WHO 精液检测方法[1]采集标本，分别有 700 例不育者以电按摩法取精和 1033 例不育者以手淫法取精。对 1733 例男性精液检查分析发现，电按摩组与手淫组精液体积、精子浓度、精子存活率、PR、IM、VCL、VSL、VAP 比较差异有统计学意义（P 均＜0.05），NP 差异无统计学意义（P＞0.05）。电按摩组精液质量明显高于手淫组。有证据表明，不同的诱导射精方法会使精液标本的质量发生改变，在实验室提供的房间通过手淫获得的精液质量可能比在家通过性交用非杀精安全套获得的精液质量低[2]，庞德（Pound）等[3]研究发现，这种差异可能反映出不同的性唤醒方式，手淫取精所需时间的长短，其反映了射精前精液溢出的程度，也会影响精液质量。孟战战等[4-6]推测电磁刺激振动按摩是通过促发和加速跨膜电位的传导来加速阴部神经运动纤维末梢合成和增大乙酰胆碱递质释放。递质与阴部射精的横纹肌受体结合后，使膀胱颈部括约肌收缩面关闭，坐骨海绵体肌及球海绵体肌阵挛节律性收缩，挤压出储存于精囊腺中的精子和前列腺分泌液完成射精过程[7]。本研究中，电动按摩器主要通过滑动套，采用声、光、电、磁、热多感官全方位刺激，并辅以握压、环压、抽动、振动、磁疗等功能辅助患者完成射精，模仿女性阴道感觉刺激患者达到完整射精，相比手淫法取精更能获得较完整的精液标本。Björndahl 等[8]研究表明射精时，射出的初始部分精液主要是富含精子的前列腺液，而后面部分的精液则主要是精囊液。手淫法获得的精液可能没有按摩器获得精液充分，故精液质量受到影响。

目前世界卫生组织推荐以手淫法取精为主，临床亦是如此。对于按摩器取精方式临床采用较少，可能原因有很多，按摩器取精存在一定的安全隐患，电器设备有一定的使用寿命，易出现使用故障造成取精时阴茎受伤，且按摩器取精对设备消毒要求较高[9]，对避孕套选择要求亦高，另外需安排专职医务人员负责按摩器取精，故临床上按摩器取精比较少见。虽然按摩器取精较手淫法取精精液质量稍高，但在临床实际工作中，按摩器取精难以得到推广。戚广崇等[10-11]认为电动按摩器可治疗不射精症，少数患者运用电动按摩器能引发射精；孟战战等[4]对90例功能性不射精症患者电磁刺激振动按摩治疗，从疗效结果看，总有效率为100%，说明电磁刺激振动按摩对不射精症疗效肯定。故对于不射精症患者或不能手淫法取精患者可考虑按摩器取精方式。

参考文献

[1] 世界卫生组织. 人类精液检查与处理实验室手册. 第5版. 北京：人民卫生出版社，2011：10-20.

[2] 王晓峰. 男科疾病诊治进展. 第1版. 北京：人民军医出版社，2012：12-13.

[3] Pound N1，Javed MH，Ruberto C，et al. Duration of sexual arousal predicts semen parameters for masturbatory ejaculates. Physiol Behav，2002，76（4-5）：685-689.

[4] 孟战战，王者晋. 电磁刺激振动按摩治疗功能性不射精症及机理探讨. 生物医学工程学杂志，2004，21（1）：74-75.

[5] 孟战战，王者晋. 神经功能性不射精症诊断和电磁刺激振动按摩治疗的临床研究. 生殖医学杂志，2003，12（1）：9-13.

[6] Mang M，Mahadevan R. Male sexual dysfunction with spinal cordinjury and other neurologic diseases. Natl J Androl，2002，8（2）：79-87.

[7] 刘昌青. 益肾疏肝开窍汤治疗功能性不射精症. 中国性科学，1997，6（1）：35.

[8] Bj rndahl L，Kvist U. Sequence of ejaculation affects the spermatozoon as a carrier and its message. Reprod Biomed Online，2003，7（4）：440-448.

[9] 余建华，章咏裳，邓荣进. 电动磁铁震动取精器的研制和应用. 男性学杂志，1992，6（1）：52.

[10] 戚广崇，阚钦林. 电动按摩器治疗不射精症50例临床观察. 实用男科杂志，1996，2（3）：181-182.

[11] 王慎鸿，江荣根，张海峰. 穴位按摩治疗功能性不射精33例. 中国中西医结合外科杂志，2010，16（5）：608.

五、男性不育者解脲脲原体阳性精液质量分析

为探讨解脲脲原体感染对男性不育者精液质量影响，检测男性不育者精子存活率、前向运动精子百分率和非前向运动精子百分率及精液液化不全百分率，报道如下。

（一）资料与方法

1. 一般资料

2014 年 1 月至 2014 年 12 月上海市第七人民医院门诊就诊不育男性患者 191 例，年龄 23～45 岁，平均 29.08 岁，婚后≥1 年未采取避孕措施且性生活正常，生殖系统无器质性病变、无外伤及遗传病史，精液细菌培养阴性，血清衣原体抗体阴性，血清和精浆抗精子抗体阴性，其配偶经妇科检查排除女方不孕因素。

2. 精液采集与分析

禁欲 2～7 天后自慰法取精液于清洁无菌塑料容器内，于 37℃恒温液化。采用奥林巴斯 CX31 型生物显微镜及清华同方彩色精子自动分析系统，分析精子存活率、精子前向运动百分率、精子非前向运动百分率、精液液化不全百分率[1]。按试剂盒（珠海迪尔公司）说明书对精液进行 Uu 培养鉴定。

3. 统计学分析

用 SPSS 17.0 软件进行。计量资料采用 $\bar{x} \pm s$ 表示，组间比较采用 t 检验，两配对资料均数的比较用配对 t 检验；偏态分布的数据用 M（P_{25}，P_{75}）表示，两组间比较用非参数检验。以 $P \leq 0.05$ 为差异有统计学意义。

（二）结果

191 例男性不育者精液 Uu 阳性 52 例，阳性率 27.22%（52/191）。对照组与观察组精液分析结果（表 3-24）。对照组和观察组精子存活率、PR 有显著性统计学差异（$t_1 = 3.61$，$t_2 = 3.76$，$P < 0.01$），说明对照组精子存活率、PR 明显高于观察组；对照组中精液液化不全 5 例，占 3.60%，观察组 10 例，占 19.23%，两者经 X^2 检验，$P < 0.01$，有显著性统计学差异；对照组和观察组 NP 经非参数检验（$Z = -1.636$，

$P = 0.102 > 0.05$），无统计学差异。

表 3 - 24 对照组与观察组精液分析结果

组别	例数	存活率（%）	PR（%）	精液液化不全百分率	NP（%）
对照组	139	66.54 ± 8.65 *	57.13 ± 9.80 *	3.60% (5/139) *	8.3 (1.61, 20.31)
观察组	52	37.10 ± 13.46	26.60 ± 12.43	19.23% (10/52)	10.51 (0, 29.23)

注：对照组与观察组比较，*，$P < 0.01$。

（三）讨论

近年国内外各项研究均表明，解脲脲原体感染不仅是单纯的生殖道感染，还可能导致不孕不育，其发病率呈逐年上升的趋势。据报道男性不育患者 Uu 检出率约在 15.6% ~ 51.9%，一般在 35% 左右[2]。本研究通过对 191 例男性不育症患者 Uu 检测，阳性率占 27.22%，与文献报道一致。

对不育的诊断性检查有许多，精液分析是男性不育患者实验室检查的第一步。研究表明，男性不育原因与一项或多项精液特性异常或严格标准精子形态异常有关[3]。前期研究证实 Uu 感染与泌尿生殖道疾病密切相关，如肾盂肾炎、非淋菌性尿道炎、附睾炎及不育。急慢性感染会影响精子发生，导致精子生育潜能降低[4]。Gdoura 等[5] 报道在北非，阴部支原体和脲原体广泛存在于不育夫妇的男性配偶体内，降低精液质量。张树宏等[6] 报道精液不液化与 Uu 感染有关，可导致精液黏度增高，精液质量降低引起不育。张云山等[7] 报道解脲脲原体感染对精子浓度、前向运动、正常形态率有一定的影响。本研究中，观察组精子存活率、PR 及精液液化不全与对照组比较，有显著性统计学意义（$P < 0.01$）。与相关文献报道基本一致。观察组 NP 与对照组相比无统计学意义（$P > 0.05$）。解脲脲原体有黏附精子的作用，阻碍精子的运动，产生神经氨酸酶样物质干扰精子和卵子结合，且与人精子膜有共同抗原，对精子可造成免疫损伤而致不育[8]，但其如何改变精子存活率、PR、精液液化不全等参数的作用机制还需进一步研究。

参考文献

[1] 世界卫生组织. 人类精液检查与处理实验室手册 [M]. 第 5 版. 北京：人民卫生出版社，2011：10 - 20.

[2] 邱春红，莫秋柏. 男性不育症与泌尿生殖道解脲支原体感染的关系 [J]. 临床合理用药杂志，2010，3 (14)：100.

[3] Liu RZ, Gao JC, Zhang HG, et al. Seminal plasma zinc level may be associated with the effect of

cigarette smoking on sperm parameters [J]. J Int Med Res，2010，38：923 – 928.

[4] Diemer T，Huwe P，LudwigM，et al. Urogenital infection and spermmotility [J] Andrologia，2003，35：283 – 287.

[5] Gdoura R，Kchaou W，Chaarl C，et al. Ureaplasma urealyticum，Ureaplasma parvum，Mycoplasma hominis and Mycoplasma genitalium infections and semen quality of infertile men [J]. BMC Infect Dis，2007，7：129.

[6] 张树宏，王新平. 男性生殖道解脲支原体、沙眼衣原体感染对精液液化的影响 [J]. 江西医药，2007，42（1）：66 – 68.

[7] 张云山，柳建军，董丽娟，等. 男性不育患者解脲支原体感染状况及其对精液参数的影响 [J]. 现代生物医学进展，2013，13（13）：2498 – 2501.

[8] 倪语星，尚红. 临床微生物学与检验 [M]. 第4版. 北京：人民卫生出版社，2009：309.

六、不同年龄段不育患者精液质量分析

为探讨年龄对男性不育者精液质量影响，检测男性不育者精液体积、精子浓度、精子存活率、前向运动百分率、非前向运动百分率、不活动百分率（IM）、曲线速度（VCL）、直线运动速度（VSL）、平均路径速度（VAP），现报道如下。

（一）资料与方法

1. 一般资料

2013 年 11 月至 2015 年 2 月上海市第七人民医院门诊就诊不育男性患者 998 例，年龄 22～44 岁，平均年龄在 27.18±5.82 岁，婚后≥1 年未采取避孕措施且性生活正常，生殖系统无器质性病变、无外伤及遗传病史，体检未发现有明显睾丸、附睾及输精管异常。将 988 例患者按年龄分为：1 组（≤25 岁）179 例、2 组（26～35 岁）492 例、3 组（≥36 岁）327 例。

2. 精液采集与分析

禁欲 2～7 天后，采用手淫法取精液于清洁无菌塑料容器内，使精液于 37℃恒温液化。用奥林巴斯 CX31 型显微镜及清华同方彩色精子自动分析系统，分析精液体积、精子浓度、精子存活率、PR、NP、IM、VCL、VSL、VAP[1]。

3. 统计学分析

用 SPSS 17.0 软件进行。正态分布的资料用 $\bar{x}\pm s$ 表示，两独立资料均数的比较用两独立样本的 t 检验，两配对资料均数的比较用配对 t 检验；偏态分布的数据用 $M(P_{25}, P_{75})$ 表示，两组间比较用非参数检验。以 $P\leqslant0.05$ 为差异有统计学意义。

（二）结果

各组精液结果分析（表 3 - 25）。1 组与 2 组精子浓度比较有显著性差异（Z 为 -3.434，$P<0.01$），精液体积、精子存活率、PR、NP、IM、VCL、VSL、VAP 差异无统计学意义（Z 分别为 -0.846、-1.436、-1.323、-0.714、-1.710、-0.808、-0.200、-0.731，P 均>0.05）。2 组与 3 组精子存活率、PR 比较有统计学差异（Z 分别为 -2.354、-2.041，P 均<0.05），精液体积、精子浓度、NP、IM、VCL、

VSL、VAP 差异无统计学意义（Z 分别为 -1.073、-0.411、-1.363、-1.834、-0.950、-1.109、-1.009，P 均>0.05）。3 组与 1 组精子浓度比较有显著性差异（Z 为 -2.923，$P<0.01$），精液体积、精子存活率、PR、NP、IM、VCL、VSL、VAP 差异无统计学意义（Z 分别为 -0.095、-0.654、-0.509、-0.456、-0.060、-0.061、-0.735、-0.097，P 均>0.05）。

表 3 - 25 各组精液结果分析

分组	例数	精液体积 /mL	精子浓度 (10^6/mL)	精子存活率 (%)	PR (%)	NP (%)	IM (%)	VCL (μm/s)	VSL (μm/s)	VAP (μm/s)
1组	179	3(2,4)	67.39 (32.68, 114.65)**	46.88 (34.98, 58.02)	35.77 (24.00, 48.03)	8.05 (5.27, 12.38)	52.27 (41.34, 63.82)	32.78 (25.95, 39.05)	18.31 (14.35, 22.86)	29.93 (23.70, 35.85)
2组	492	3(2,4)	82.50 (41.83, 135.37)	48.60 (34.38, 60.84)*	38.79 (23.32, 51.39)*	8.60 (5.36, 12.50)	50.00 (37.63, 63.93)	33.01 (27.02, 39.14)	18.96 (13.69, 23.05)	30.44 (24.37, 35.52)
3组	327	2.8(2,4)	81.92 (40.95, 134.50)**	45.61 (33.17, 58.06)	35.82 (23.44, 48.05)	8.13 (5.00, 12.02)	52.98 (40.28, 65.08)	32.88 (27.12, 37.91)	18.00 (13.87, 22.55)	29.85 (24.70, 34.94)

注：1 组与 2 组比较，**，$P<0.01$；2 组与 3 组比较，*，$P<0.05$；3 组与 1 组比较，**，$P<0.01$。

（三）讨论

约 15% 的夫妇婚后 1 年不孕，约 12.5% 的夫妇怀一胎时有生育问题，约 16.7% 的夫妇怀二胎时有生育问题。精液分析是男科实验室评价男性生育功能的最重要内容，有关于男性精液质量与年龄的关系，各研究结果不一致。据文献报道，年龄主要通过两个方面影响男性的精液质量，一是随着年龄的增长，男性睾丸、输精管、前列腺和附睾等生殖器官存在一定的器质性改变，比如与生殖密切相关的附睾等激素敏感器官随着年龄的增长，对激素敏感度会下降，因此影响到整个生精过程以及精液质量指标；二是大龄男性存在不良的生活习惯，以及生活环境中的潜在危险因素（如吸烟、饮酒、职业暴露等），导致其患有影响男性生殖健康的疾病的概率大大增加[2]。

本研究参照 WHO 精液检测方法[1]对 998 例男性精液检查分析发现，年龄≤25 岁不育组精子浓度显著低于年龄在 26~35 岁、年龄≥36 岁两组，且 26~35 岁不育患者精子浓度高于年龄≥36 岁不育患者，研究结果显示，随着年龄增长，精子浓度有先升后降的趋势，与颜秋霞等[3]报道一致。26~35 岁男性处于生殖生理旺盛时期，精子浓度达最高，随着年龄增大，男性睾丸生精功能开始缓慢减弱，精子浓度下降，该现象符合男性正常生理周期。年龄≥36 岁患者精子存活率、PR 显著低于<36 岁不育患者，

说明随着年龄的增长，精液多项指标呈现下降趋势，与既往报道一致[3-5]。综上所述，虽然随年龄的增长，男性的精液质量有所下降，但是不育症可以发生在男性生育期的任何一个阶段，只是年龄越大，精液质量下降更加明显，因此在提倡晚婚晚育的同时，选择最佳生育年龄是完全有必要的。

参考文献

[1] 世界卫生组织. 人类精液检查与处理实验室手册 [M]. 第 5 版. 北京：人民卫生出版社，2011：10-20.

[2] 杨东，王芳，鲜红，等. 成都地区男性精液质量与年龄关系探讨 [J]. 中国男科学杂志，2012，26 (9)：53-58.

[3] 颜秋霞，冼英杰，周秀琴，等. 清远地区男性不育症患者精液质量与年龄的关系 [J]. 国际检验医学杂志，2014，35 (11)：1390-1394.

[4] 龚戬芳，仝振东，叶玲玲，等. 舟山海岛地区不育症患者的精液质量与年龄等因素的关系 [J]. 中国优生与遗传杂志，2007，15 (2)：99-101.

[5] 付莉，张红斌，毛熙光，等. 川南地区 5405 例男性不育患者年龄与精液常规参数的相关性分析 [J]. 四川医学，2015，36 (1)：14-17.